JN226007

3・11大震災と公衆衛生の再生

―宮城県の保健師のとりくみ―

編著　村口 至・末永カツ子

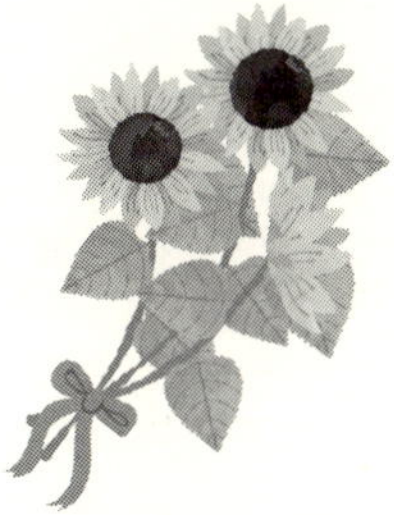

自治体研究社

まえがき

3・11から8年が過ぎました。これまでの宮城県沿岸部の人々のくらしは、地震・津波の体験と学びの繰り返しでありました。この地の歴史は、「また、必ず、遠からず、津波はくる」という、警鐘をならしているかのようです。

本書では、2011（平成23）年3月11日に起きた大規模な地震・津波と原発事故による災害の総称を3・11とします。本書は、3・11を体験した保健師が著した後輩へのメッセージです。

3・11時の被災現地は、どのような状況にあり、どのような活動が求められたのかを振り返り、地域保健活動のあり方を綴ったものです。地域保健活動は、地域の健康課題を解決するために地域の人々と協働して行う活動です。

保健師の発展史は、本来の活動とは何かを問い続ける歴史でありました。本書での、保健師の本来の活動とは、地域担当制に基づく地域保健活動です。そして、戦後の復興期に実践され体系化された橋本正巳[1]の「地域保健活動」を地域保健活動の原点とします。

3・11時には、多くの自治体では、業務担当制による事業展開が優先され、地域保健活動が実践されにくい状況にありました。

これは、１９８０年代からの一連の行財政改革や社会基礎構造改革を推進する制度改革に対応し増大する事業実施の効率性が求められ、地域担当制に基づく地域保健活動が、業務分担制を主軸とする活動形態にシフトして行ったからです。その結果、地域保健活動の実践は、大幅に減少してきたのです。

さらに、これに拍車をかけたのが、２０００年代に進められた平成の大合併でした。合併は自治体数を減少させ、一つの自治体の人口と面積を大規模化し、広域化しました。これに伴い、保健師の受け持つ地区も広範囲になり、地域に出かけて行う地域保健活動の減少と相俟って、保健師の姿は地域住民から見えにくいものとなって行きました。

かつて、地域の人々が、町役場に「おらほの担当保健師さん」といって訪ねてくる光景も、ほとんど見られなくなってしまったのです。

３・11は、このような状況のもとに起こったのです。本書の執筆者の４人の保健師たちは、３・11時の教訓を記録に残すために、坂総合病院名誉院長・村口至医師に招集されたものです。いずれも３・11前後に宮城県内の自治体を退職した者ですが、その後もそれぞれの活動を地域で継続してきました。

第１章を伊藤慶子（石巻市役所）が、第２章を臼井玲子（石巻保健所）、第４章を佐藤幸子（登米市・障害者施設）、はじめに・第３章・第５章を末永カツ子（東北大学）が、担当しました。（）内は、３・11時の所属です。

以下には、章ごとの記述内容やその背景や、理解の助けとなると思われる著者たちのプロフィールや著者同士のつながりなどについて紹介します。

〈第1章〉

伊藤は、３・11時には、津波被害の大きな被災自治体であった石巻市の統括保健師でした。この章では、「津波被災地保健師１００人の声」（宮城）プロジェクトを立ち上げ、県内保健師や村口医師らとともに実施した沿岸部保健師たちへのアンケート調査の報告書[2]の内容を紹介しながら現役時代の自らの保健師活動や、３・11の体験、合併後本庁機能が強まる中での総合支所での活動などについて記しています。

伊藤は、本書の執筆に当たり、公衆衛生の砦である保健所機能を守ろうとしていた臼井保健師のような人がいたことを知ったと述べ、互いに顔の見える関係の中でこそ、公衆衛生を守っていけると思うと述べています。

伊藤は退職後、現役時代に県内の先輩保健師たちと組織した「保健師活動研究会」に参加し、記録映画『１０００年後の未来へ—３・11保健師たちの証言—』の上映会を行うなど、３・11からの学びから後輩になにを残すべきかを考え後輩たちとともに学習会などを継続してきています。

〈第2章〉

臼井は、3・11時には石巻市を含む2市1町を管轄する宮城県石巻保健所の統括保健師でした。臼井は庁舎が水没していた4日間について、「どこにいたか、何ができなかったか」と切り出し、3・11時の体験、3・11前に検討していたこと、保健所を支える地域組織、3・11の検証から生まれたもの、地域保健法以前の活動から学ぶことなどについて記しています。また震災直後から1年間にわたる石巻保健所の活動のまとめに参加しています。[3]

臼井は、初任地も石巻保健所でした。石巻市で働いていた第4章を担当する佐藤（初任地が石巻市）と、管内の保健師たちの学習会などで学び合っています。平成の合併時には、佐藤の登米市を管轄する登米保健所に在職していました。臼井は、国による法制度の改革と宮城県による機構改革により、保健所機能が縮小される中で活動を継続し3・11を迎えたのです。

〈第3章〉

末永は、仙台市で保健師として働いた後、大学の教員となり保健師教育を担当していました。平成の大合併と3・11時の保健師活動との関連に焦点を当て、インタビューで出会った石巻市の旧北上地区、旧牡鹿町での保健師の体験と、退職保健師とともに応援に入った南三陸町での活動について紹介しています。
末永は、3・11直後には、石巻保健所管内の介護保険施設や石巻保健所での活動に参加しました。3・11から1年半後には、3・11での保健師活動の記録を残すために沿岸部の14市町と2県保健所保健師の約100人の保健師たちにインタビューを実施し報告書をまとめました。[4]
また、佐藤とともに、2010(平成22)年から実施していた宮城県看護協会で県下の管理期の保健師たちと管理職を経験した退職保健師らによる参加型の研修を実施してきました。

〈第4章〉

佐藤は、初任地の石巻市で働いた後、旧南方町に移り、9町の大合併となった登米市で定年退職を迎えます。合併前の地域保健活動と合併後の課題等について記しています。

佐藤は、合併協議会の保健分科会では、住民へのサービスの低下をいかに防止するかという視点で協議をけん引しました。合併後には、保健師の地区担当制に基づく地域保健活動推進にゆるぎない信念を持ち、統括保健師として保健師たちを束ね、活動の充実・強化へ向けて苦心しました。そして、そのために、主体的に活動する人材育成をめざす専門職研修の体制を整えました。この研修は、3・11後には佐藤の意志を受け継いだ後輩によって「公衆衛生従事者のための専門研修」として現在に至っています。これには末永も2008(平成20)年から参加し学会等で成果報告をしています。[5]

〈第5章〉

3・11では、保健所と保健師の活動のありようが強く問われました。そこで、この章では、保健師・保健所の発展史をひもとき、保健師の萌芽と保健所の設置、地域保健活動の原点に立ち返り、保健師の本来の活動とは何かを確認して行きます。さらには、保健所の再編経過として、戦後の社会情勢の変化の中で、どのように再編縮小してきたか、この経過のなかで宮城県ではどのように対応し、3・11時には保健所や保健師はどのような活動が求められたかを整理します。

その上で、このプロセス中で保健師の体験してきた〝ゆらぎ〟の意義を考察します。さいごに、これから地域保健活動を推進していくための〝協働知〟を提案します。〝協働知〟は、筆者の13年前の博士論文を土台とし、3・11での体験と、本書での執筆者との議論を経て再定義したものです。地域保健活動の理念、目的、主体を明確にし、地域保健活動を地域の人々や関係者と協働して実践する際の活動の方法論です。

福島県立医科大学教授
末永カツ子

注

1 橋本正巳（1968）『地域保健活動―公衆衛生と行政学の立場から―』医学書院。

2　「津波被災地保健師１００人の声」（宮城）プロジェクト編（２０１３）『津波被災地保健師１００人の声（宮城）報告』「津波被災地保健師１００人の声」（宮城）プロジェクト。「津波被災地保健師１００人の声」（宮城）プロジェクト：代表・西郡光昭、事務局・村口至。

3　宮城県東部保健福祉事務所・企画総務班企画調整グループ編（２０１２）『石巻からの活動報告―東日本大震災から1年の軌跡―』宮城県東部保健福祉事務所。

4　東北大学大学院医学系研究科地域ケアシステム看護学分野編（２０１３）『平成二四年度三・一一宮城県災害時保健活動の連携検証事業報告書　東日本大震災時の体験を、今に、未来につなぐ』東北大学大学院医学系研究科地域ケアシステム看護学分野。プロジェクトリーダー・末永カツ子。

5　２０１６（平成27）年の第75回（第1報）と２０１８（平成29）年の第77回（第2報、第3報）の日本公衆衛生学会で発表。第1報「地域保健活動実践のための土台づくり～専門職研修を企画実施して～」（佐々木秀美、小野寺悦子、末永カツ子）、第2報「地域保健活動実践のための土台づくり～『専門職種としてのありたい姿の変化』」（小野寺悦子、本間葉子、佐々木秀美、吉田和樹、末永カツ子）、第3報「地域保健活動の土台づくり～専門職研修による主体化のプロセス～」（本間洋子、佐々木秀美、小野寺悦子、末永カツ子）。

3・11大震災と公衆衛生の再生 ―宮城県の保健師のとりくみ―

目次

装丁　柴田舞美（アルファ・デザイン）

第1章　被災地の保健師活動から
その役割を考える

元石巻市保健師
伊藤慶子

1　保健師の仕事

(1) 私の3・11

私は3・11の震災当時、石巻市の保健師として勤めていました。石巻市は２００５（平成17）年に旧石巻市と周辺6町が合併、旧石巻市に本庁を、旧町にはそれぞれ総合支所を置き、本庁・総合支所に保健師を配置し、人口は合併時約17万、震災のあった２０１１（平成23）年は約16万、２０１７（平成29）年現在約15万と人口減少の目立つ宮城県では仙台市に次ぐ第二の市です。沿岸部にあるため東日本大震災では甚大な被害を受け、被災市町村の中で最大の死者３５４１人、行方不明者４３０人を数えました。

3・11当日、私は休暇で関西の旅行先のホテルに入ったばかり、テレビには仙台平野や仙台空港が津波にのまれる様子が映し出され息をのみました。石巻市周辺の情報はほとんどありません。電話もメールもつながらず自宅や職場がどうなっているか全く分からずとても不安でした。新幹線も飛行機もなく、ようやく3日目に山形空港経由で夜中に東松島市の自宅に戻りました。海岸から2キロ程の自宅は一階が泥だらけになり、いろんなものが散乱していましたが家は流されず残っていました。翌朝、夜には見えなかった周りの様子から津波の大きさを実感しました。翌日、職場に向かいましたが途中の道路も流失や浸水のために不通になっているところも多く、特に石巻市の中心部は水につかり

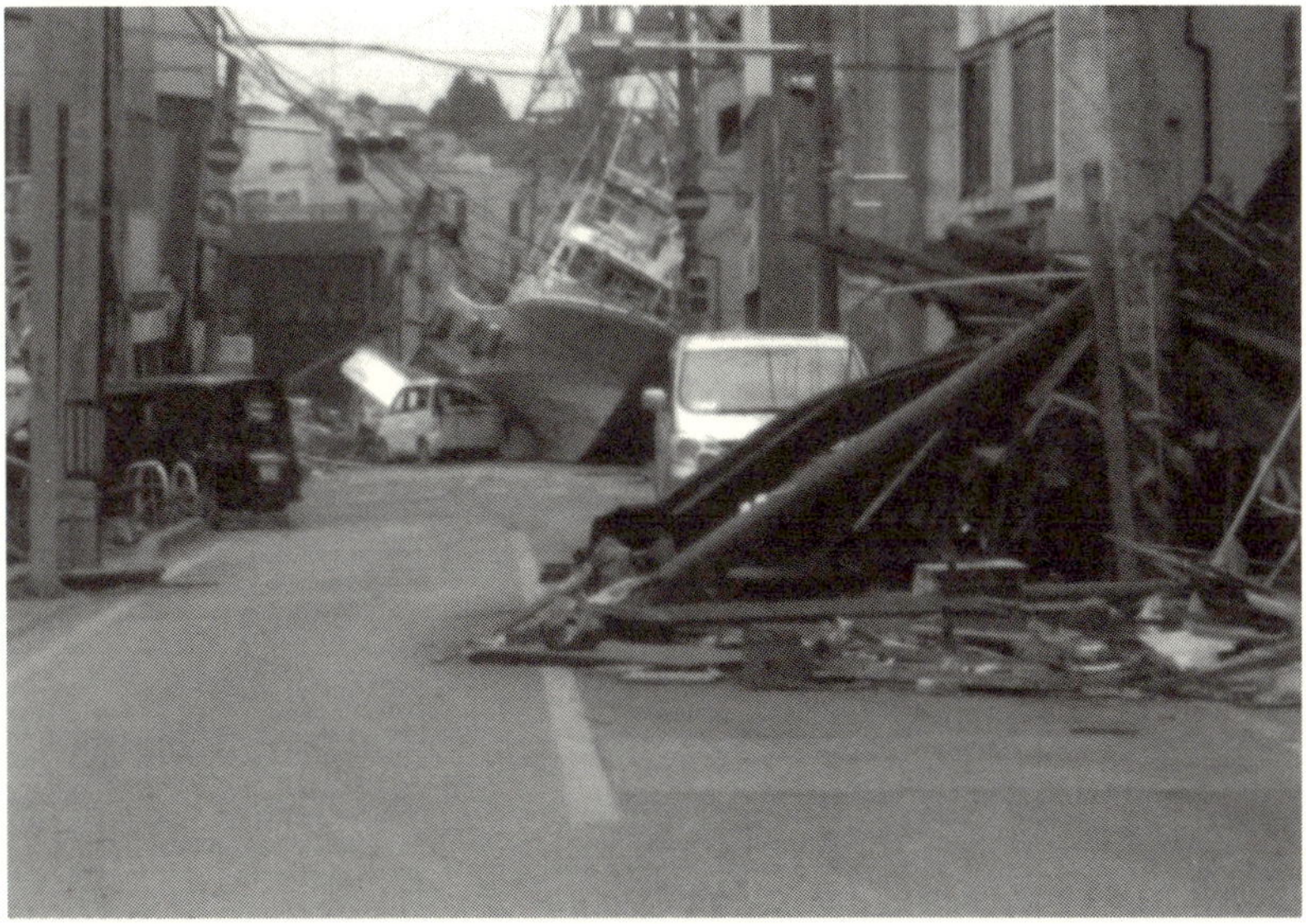

石巻市内　2011年

市役所までは行きつけず、震災から5日目にようやく職場に合流することができました。

職場の仲間は「よく来れたね、待ってたよ」と温かく迎えてくれ、申し訳ない気持ちでいっぱいだった私もホッとしました。それから私の３・11の活動が始まりました。

この章では、私の経験と震災から1年たった２０１２（平成24）年に宮城県内の保健師10人と２人の医師で訪問やアンケート調査した「津波被災地保健師１００人の声（宮城県）[1]」を元に記述いたします。本文中ではアンケート調査の結果について「アンケート」と記しています。

(2) 保健師は住民をつなぐ

自治体の保健師は、妊婦訪問、新生児訪問、乳幼児健診、乳幼児家庭訪問、精神保健の訪問支援など生きることに関わってきました。その中でも、つなぎ、調整する活動が大きな位置を占めています。直接支援することもありますが、当事者・家族と話して必要なサービスや支援に結び付けていくことが多いのです。地域の母子、高齢者、障がい児（者）など、支援や介護の必要な住民がいれば母子保健事業や母子保健サービス、介護保険サービスや障害福祉サービスなどにつないでいきます。必要なサービス・施策がない時は、一緒に考え、作り上げていくこともあります。保健師は日頃の健診、家庭訪問や健康教育などの活動の中で地域にどんな住民（要支援者）が住み、生活をしているのか、地域内にどんな施設があるか、地域の生業、人的資源も把握しそれをつなぎながら活動しています。

乳幼児健診で出会った母親が育児の悩みを抱えながらもなかなかつながれないでいる状況が見えた時、育児サークルの紹介をしたり、地域で育児相談会を開催し参加者同士をつなげる企画をしてみたりすることもあります。また、保健師同士で互いの地区内の課題を共有することで市全体での事業に発展することもあります。老人保健法や介護保険法が施行される前から地区内の脳卒中後遺症の方やその家族の方と一緒に集まりを企画し、お互いの悩みを打ち明けあい、工夫などを交流することで介護やリハビリへの意欲を生み出すことができました。

そのように事業化したものは、障がい児の親の会、高次脳機能障がい者の会、母と子の遊びの広場、育児サークル、精神障がい患者会、精神障がい者家族会などがあります。その後、法制化が進み、支援センターができたり、保険事業化されて事業者と個人との契約・サービス利用になっていったものも多くありますが、保健師の活動は地域での住民とのかかわりの中で本人・家族の声に耳を傾けて一緒に考えることから始まっているのです。

2　大震災での保健師活動

(1) 震災発生直後

石巻市役所（本庁）は旧デパートの建物で1階が店舗で2階以上が庁舎になっています。東日本大震災では周辺住民300人以上が避難した市役所と地震後津波襲来前に職員を派遣した旧市内の避難所5か所の都合6か所の避難所での救護活動から保健師の活動は始まりました。

街中の道路は川のようで電気も電話も通じず、庁舎のサーバーが水没し電算システム、電子化された各種台帳等は使えず、過去の印刷物や各自の記録が大切な資料となりました。本庁、総合支所、避難所の保健師、職員は分断され互いに連絡が取れないまま、個々の判断で動くしかない状態でした。

アンケート：（職責者）で「発災時に最も困ったこと」の回答では「指揮命令が不明確」（55・6％）、「マンパワー不足」（44・4％）、「通信手段がない」（28％）、「情報不足」（17％）が挙げられました。発災直後、保健師リーダー（職責者）は、これまでのマニュアルが適用できない想定外の大きな災害の中どのように対応したらいいのか戸惑い、手探りで判断し、スタッフの指導や調整にあたっていたことが分かります。

（2）避難所から仮設住宅へ

避難所から移行した後の仮設住宅では、入居は抽選による場合が多く、隣がどこの誰かも分からず、慣れない生活にストレスがたまり、身体的にも精神的にも問題が出やすい状況になっていると考えました。そこで関係各課（市民活動推進課、福祉課、健康推進課、介護保険課など）と調整し、一度の調査で聞き取ることにし、訪問調査は保健師が担当し、結果を関係課で共有することにしました。参加した外部支援保健師は、調査の受け入れがよく、地元保健師が日頃から地域に入っている活動が伺われると聞かされた時はうれしく感じました。

当事者への直接支援だけでなく地域の支援者を組織していくことも大きな役割です。

例えば「傾聴ボランティア」です。これは自殺対策の一環として養成講座を開催し、拠点での傾聴活動を実施していたものです。養成講座は毎年開催し、また修了者の経験交流会なども継続して行っていました。

二つ目は運動ボランティア「ダンベル隊」です。健康づくり事業として地区ごとに玄米ダンベル体操を普及し、グループ化して自主的、継続的な事業になりました。自らが定期的に運動を実施するだけでなく、町内会や老人クラブでの依頼にも保健師、栄養士の健康講話と組み合わせて出張して講師となり運動習慣を広げていくようになりました。

三つ目は「遊びリテーション」リーダーです。介護予防を目的に町内会役員や保健推進員、一般住民を対象にリーダー研修会を実施し、地域の高齢者にとっては顔見知りの町内の人が呼びに来て、お世話してくれることから参加しやすく、介護保険等のサービスの対象にならない元気老人も参加できると喜ばれていました。

これらのグループも震災後、特に被害の大きかった沿岸部ではボランティア自身が被災したり、町内会がなくなったり、集会所が使えなくなったり、内陸部でも避難者を受け入れたりで通常の活動ができなくなっていました。また、保健師も災害対応で従来の地区活動には手が回らない状況でした。そんな時、運動ボランティア、遊びリテーションリーダーから「保健師は忙しいだろうから自分たちでできることから始めているからね」と心強い連絡があり、それぞれ地区内での活動や避難所、仮設住宅での活動を始めてくれました。

これらの活動は災害対応の地区活動としても必要なことであり、保健師だけでできる活動ではなく、保健師としては平時の地区活動の成果だと心から思いました。

アンケート：（職責者）では、発災後4日以降の活動は「医療や福祉サービス等のコーディネート業務」26％となり、現地の状況やケースについて「情報提供と調整など」の「コーディネート業務」を多く実施していたとの結果が得られました。保健師は地域全体を見て調整する役割を期待され、また実践していたのです。

アンケート：「震災を経験して保健師としての仕事をどのように感じたか」には、多くの保健師から「住民に根ざした保健師活動、地区組織づくりの大切さを実感した」「市民に近く普段から密着している職種」「身近な保健医療関係者として様々な立場から期待されている」など、日頃から市民に接し家族や地域の健康面だけでなく生活全般をみている仕事の重要性や日々の業務の積み重ねの大切さを実感したものが挙げられています。また、「災害時に住民・職員から特に必要とされる職種」「保健医療関係者として様々な立場から期待された」「発災後の医療が行き届かない状況で唯一の医療職としての活動が求められた」など、保健師がクローズアップされ、保健師の仕事に充実感や誇りを感じたという声も多数でした。

今後に向けては「ケースを見極め、判断しコーディネートする力を普段の地区活動で身につけた方がいい」「保健活動を通して地域や人をよく知っておくことが重要」「日頃から地域に出ていることが課題対応につながる」などが挙げられました。

（3）中期的活動—保健師業務

具体的な調整業務の一つとして石巻市の避難所での活動を紹介します。

石巻市（本庁）では震災直後から6か所の避難所に保健師と福祉課の職員を組み合わせて派遣、救護活動にあたりました。しかし、今回の震災は規模が大きく避難所は市内で最大時は259か所にのぼり、常駐体制（詰所型）では手が回らない状況となり巡回型に変更しました。少し後には大きな避難所には災害派遣ナースが交代で常駐することになりました。6日目にようやく県外からの支援保健師の力も借りながら石巻赤十字病院に派遣された医療チームや地元医師会の先生方と本格的な避難所の巡回が始まりました。

避難所巡回の中で薬も持たずに着の身着のままで避難所にたどり着き、持病が悪化した人や不安や不眠で血圧が急激に上がっている人など要医療や要介護、心のケアが必要な人などをピックアップしていくと同時に、避難所の感染症予防（マスク、手指消毒薬などの配布や健康教育）を看護師や薬剤師会などの協力をいただきながら実施することができました。巡回型で関わることが効率的で広く働きかけができると同時に情報収集にもつながりました。

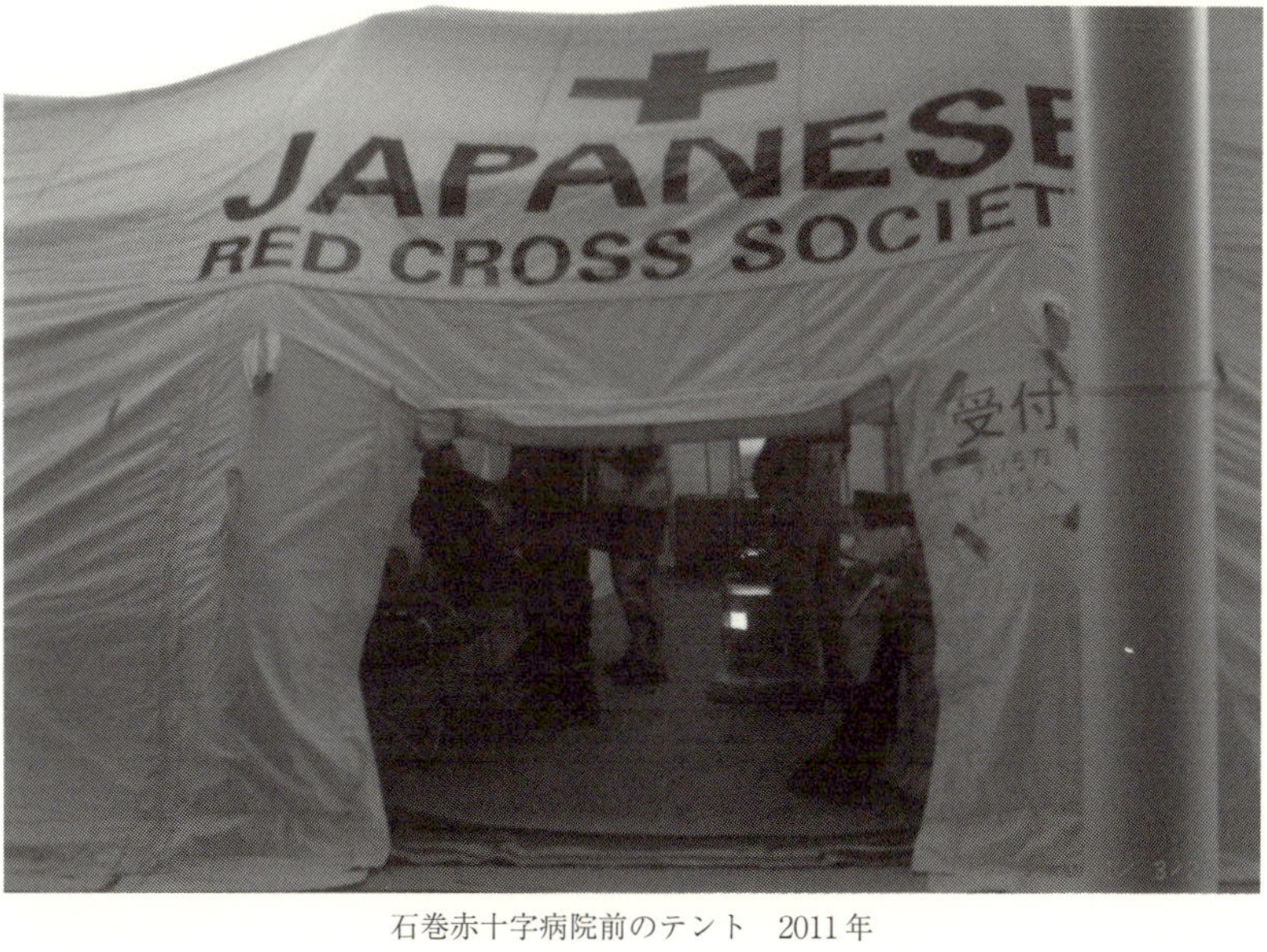

石巻赤十字病院前のテント　2011年

アンケート：避難所のかかわりについては「巡回型」（42％）が多く、「詰所型（避難所に常時配置され避難者の支援に当たる）」は（10％）、「その他」「巡回型と詰所型のミックス等を合わせて」（48％）となり、巡回型をとっていたところが多いという結果でした。避難所での業務内容では詰所型では「避難所運営」（49％）が大きな位置を占め、医療職というよりは行政的な役割が大きくなっていたことが分かりました。

避難所の巡回健康調査を実施していくと震災前はなんとかベッドから自力で起き上がり介助なしで排泄できていた半身麻痺の人が、避難所で床での寝起きから立ち上がることができず、尿意があっても紙おむつをしている事例や、補装具を津波に流され寝たきりを余儀なくされていた事例など、どの避難所でも床での寝食、狭い通路や屋外トイレなど、障害のある人や虚弱の高齢者にとって自立を阻害する要因が多く、震災前にはできていたことができなくなる状況が見られました。

避難所の状況に同様の問題意識を持っていた石巻医療救護合同本部と石巻市に支援に入っていた日本看護協会の災害支援ナースコーディネーター、市役所とで話し合い、避難者の介護ニーズの把握をすること、要介護者を早急に安全な避難所に移動させることを確認し二つ目の福祉避難所を開設することを決定し、二つの直営福祉避難所を運営することになりました。

一つ目の「遊楽館福祉避難所」は介護保険課が被災し病院機能を失った市立病院スタッフとボラン

ティア団体で医療介護依存度の高い方を対象に位置づけ、二つ目の「桃生トレーニングセンター福祉避難所」は健康推進課が中心になり、被災した市の施設の看護職、介護職、理学療法士・作業療法士会などのボランティア団体に協力をいただきながらリハビリを必要とする方を対象とすることに決めて、医療救護チームや保健師の避難所巡回や在宅避難者の健康調査から対象者の集約化を始めました。

発災後50日近く経過した4月下旬の新しい福祉避難所立ち上げは、厚生労働省のガイドラインからもだいぶ遅れ、避難所で2か月近く過ごした避難者にとっては、ようやく慣れた人間関係から動きたくないという反応もあり、福祉避難所への集約はスムーズにいくものばかりではありませんでした。

現在は平時から介護施設との協定を交わし、災害時に備える体制がとられるようになりましたし、直営の福祉避難所の体制も防災計画に組み込まれることになりました。

アンケート：福祉避難所では、保健師の関りとしては「福祉避難所の運営」（36％）、「福祉避難所への取次ぎ、対象者選定等」（29％）、「福祉避難所の立ち上げ」（21％）、「調整」（21％）などが挙げられ、一般避難所とは違って保健師の役割として大きく位置付けられていました。

「今後に生かすべきこと」として挙げられたことは、「介護施設等と福祉避難所に関する協定等、平時からの体制整備が必要」「介護施設だけでは不足するので自治体直営の福祉避難所（乳幼児、妊産婦、障がい者を含む）を早期に開設するための体制整備」「スタッフ（看護職等）の派遣や支援の仕組みが必要」というものでした。

（4）支援する側、支援を受け入れる側の課題

石巻市には、県外の保健師チームは3月から10月まで18自治体から延べ74チーム（保健師延べ数3609人、栄養士事務職延べ1593人）、心のケアチーム、その他の専門職チームも数多く石巻市に支援に入り、災害後の保健活動の計画や記録用紙・調査用紙作成から始まり、巡回相談や訪問調査、訪問支援、感染症予防の健康教育、乳幼児健診、福祉避難所の運営など、いろいろな場面に従事していただきました。

支援に入った方からは、「何でも手伝います。遠慮しないで言ってください。地元の方が、倒れないで長く活動できるように、早く従来の活動に戻れるようにするのが支援の自分たちの役割ですから」と言っていただいたことが、自分たちの活動の目標にも結び付き、今何をすべきかを考えるきっかけにもなりました。

また、受け入れる側としても、支援スタッフにお願いする業務を理解していただくための情報提供も必要だと感じ、毎朝のミーティングと週1回の支援スタッフミーティングを開催しました。新しいチームに毎週地元保健師からオリエンテーションをするのはとても労力の必要なことでしたので同じ自治体のチームから次のチームに申し送りをしっかりやっていただけたのは助かりました。

日々移り変わる災害の現場での活動には、支援される側と支援する側の双方に、互いのニーズをキャッチできる感度と柔軟に対応できる力が求められると思います。

アンケート：スタッフへの「自分が支援する側になった時にやりたいと思うこと」では、「現地の保健師が少しでも休めるように支援する、被災地の職員の負担軽減」（47％）、「健康調査・健康相談・家庭訪問」（21％）、「現地の要望を聞いて支援したい」（12％）と続きます。

アンケート：職責者への「他圏域からの保健師の応援についての意見・要望」では「同じ人やグループの長期的応援が欲しい。短期ではオリエンテーション、引き継ぎに時間を要し効率が悪い」という意見や「自分たちの考えを一方的に押し付けられるのは困る」というものが多く、受け入れ側に寄り添った支援を望む声が多かったのも事実です。

今回の経験から全国的にも災害発生とともに支援者チームの派遣を準備する自治体が増えましたが、受け入れ側も支援者にうまく機能してもらう方法を平時から考えておくことが必要で災害時マニュアルの中に受援マニュアルも策定することが大切です。

ただし、マニュアルは臨機応変に変更できるようにするために、作って終わりではなく、作る過程での意見交換等や日頃から訓練を繰り返し身に着けることが重要です。

3　保健師活動に影響したこと

(1)平成の合併の影響

石巻市は平成の大合併に合わせて合併をしましたが震災は広域合併の問題を浮き彫りにしました。旧石巻市に本庁を、6つの旧町には総合支所を置き、合併当初約2000人いた職員は事務事業の本庁への集約化とともに、震災当時は300人減となり、合併前の6割に減った総合支所もありました。

保健師数は、初年度こそ合併前と同数でしたが徐々に総合支所から本庁への集約が進み、本庁内の新部署への配置(分散配置)が進行しました(図表1－1参照)。

合併協議の中では保健師体制は本庁機能(企画部門)を別に設けないこととし、本庁及び総合支所はそれぞれ地区担当として配置、予算や事業計画は合議の形で進めてきました。

しかし、はじめは各総合支所からの積み上げでできていた予算も本庁から総合支所への配当形式になってしまうなど、本庁機能が強まる体制づくりが進行しました。

本庁の保健師は、職員数は増えたけれど人口規模も大きく保健師一人当たり人口や健診等の事業数、要訪問ケースも多く、事務量も健康増進計画など各種計画策定や対外的な提出物などの集約等、多種多様な仕事を要求され、煩雑感、多忙感をいつも感じていました。

図表1－1　石巻市の保健師及び職員の配置状況（単位：人）

項目			2005年	2010年	2011年	2012年	2016年	
河北総合支所	人口		12,508	11,578	11,457	11,407	10,905	
	保健師数		5	3	3	4	6	＊1
	保健師1人当たり人口		2,502	3,859	3,819	2,852	1,818	
雄勝総合支所	人口		4,694	3,994	3,262	3,030	1,879	
	保健師数		4	3	3	3	3	＊2
	保健師1人当たり人口		1,174	1,331	1,087	1,010	626	
北上総合支所	人口		4,028	3,718	3,363	3,278	2,613	
	保健師数		3	3	2	3	2	
	保健師1人当たり人口		1,343	1,239	1,682	1,093	1,307	
河南総合支所	人口		17,522	16,950	17,704	18,005	19,486	
	保健師数		7	5	5	5	6	＊3
	保健師1人当たり人口		2,503	3,390	3,541	3,601	3,248	
桃生総合支所	人口		8,102	7,582	7,934	7,987	7,613	
	保健師数		4	3	3	3	3	
	保健師1人当たり人口		2,026	2,527	2,645	2,662	2,538	
牡鹿総合支所	人口		4,882	4,321	4,027	3,850	2,813	
	保健師数		5	3	3	3	3	
	保健師1人当たり人口		976	1,440	1,342	1,283	938	
総合支所保健師数合計			28	20	19	21	23	
本庁（旧石巻市）	人口		115,588	112,683	105,706	104,468	102,617	
	保健師数		20	24	25	28	38	
	内訳	健康推進課	19	19	20	22	26	＊4
		保険年金課		2	2	3	3	
		障害福祉課		1	1	1	1	
		介護保険課	1	2	2	2	2	＊5
		子育て支援課					1	
		虐待防止センター					1	
		その他					4	＊6
	保健師1人当たり人口		5,779	4,695	4,228	3,731	2,700	
全市計	人口		167,324	160,826	153,453	152,025	147,926	
	保健師数		48	44	44	49	61	
	保健師1人当たり人口		3,486	3,655	3,488	3,103	2,425	

保健師数詳細　＊1河北総合支所：2016年、再任用1／＊2雄勝総合支所：2005年、2010年、他に嘱託1／＊3河南総合支所：2014年、再任用1／＊4健康推進課：2012年、内課長1、派遣2、任期付1、2014年、内課長1、派遣2、任期付4、他に嘱託1／＊5介護保険課：2005年、1は課長／＊6その他：2016年、健康部1（次長）、包括ケア推進室3

出所：筆者作成。石巻市の統計、職員録参考

一方、総合支所の保健師は職員が減り、従来通りの仕事（事業）ができなくなったり、均一化（平等主義）の名目で地区独自に実施していた事業（住民サービス）が取りやめになったりして、地域住民の声が少数意見とされ反映されにくくなり、不全感を感じていました。本庁―総合支所双方ともしっくりしない状態でした。

そんな状況下での大震災は、各種問題を露呈させました。各総合支所は職員数が減った上に、異動により地区内のことをよく知る職員が少なくなっていたこと、支援物資等も本庁を通さず県に直接要請できない仕組みになっていることなどから困難な震災対応を余儀なくされました。

本庁職員も目の前の大規模災害に対応するのが精いっぱいで余裕もなく、総合支所に指示や応援を出せる状態ではなかったのです。保健師も同様で、離れた地域で通信手段もなく、本庁、総合支所互いに連絡が取れないまま、個々の判断で動くしかない状態でした。本庁から総合支所に出向くなどはずいぶん後になってしまいました。総合支所の保健師が孤立し、悩み、不安になりながら活動していたことを知り、連絡体制、情報交換の大切さを再認識しました。

石巻市の広域合併を考える時、私たち職員にとっては「まず合併ありき」で進んだように感じます。この震災で浮き上がった問題を意識しながら、どう合併のメリットを大きくしデメリットを解消していくかが今後の課題です。

均一化も大切ですが「低きに合わせる」ではなく理想の「高き」を目指し、「地域性」を尊重し住民に必要な施策・事業を追求することが重要です。

(2) 地区分担制と業務分担制

石巻市の保健部門の保健師は基本的には地区分担制をとり、母子保健・成人保険・精神保健の業務分担と合わせて活動しています。

前に挙げたグループ事業等は業務担当保健師で実施しますがそこに参加するケースの担当は地区担当保健師となります。

地区の事業や訪問等の活動で直接現地に足を運んで地域の特徴を知っていたことから保健師の専門性を土台にして、災害時も各種支援チームへの情報提供や依頼、情報の集約、市全体の動きを作る体制ができ地区担当制の強みを生かすことができたと思います。

アンケート:(スタッフ)では、「地区担当制を実施している」(37%)、「実施していない」(26%)、「不明」(37%)でした。「地区担当制をどのように考えるか」については、「必要」が79%と多数で、地区分担制についての意見として挙げられたものに「災害を体験し、地域活動の重要性を再認識し特に地区分担制の必要性を感じている」「地域住民の声やニーズから見えてくる健康課題を把握するためにも必要と捉え、震災後の現在は地区分担制をとっている」「保健所では地区担当制にすることで市町の保健師と馴染みやすく、市町の状況を把握しやすく対応がスムーズになる」など、地区担当制の必要性を再認識、推進する意見が多数でした。

また、「保健師の分散配置により支障がある」「地区担当制をとっているが、あまりに担当人口が多く把握しきれない状況で〝地域のケース担当〟で終わっている。もう少し地区の課題が見られる規模の地区担当にしなければと思う」「人数が多ければ、複数で地区分担制がとれればよい」という課題も挙げられました。

自治体の保健師の現場では法的根拠に基づく業務分担が進んでいます。また、保健分野でも業務の複雑化や医療福祉の専門分化により地区担当ですべてを把握することの難しさも声として上がることもあります。

しかし、地域に入って地域住民と最も近いところで一緒に考え、支えていく保健師の役割こそが専門性ではないかと考えます。

(3) 保健所との関係

石巻保健所(宮城県東部保健福祉事務所)は石巻市の他に東松島市、女川町などの震災被害の大きかった2市1町を管轄しており、東日本大震災では石巻保健所自らも津波により1階が水没、連絡手段や台帳、資料も失い隣接する合同庁舎の2階以上に避難、周辺住民も多数避難し避難所活動も余儀なくされました(第2章執筆の臼井保健師勤務)。

石巻保健所からは8日目に市役所に保健師と理学療法士が支援職員として派遣されました。現場は、自分たち（本庁）以外の状況が分からなかったので、総合支所や他市町の情報、今何をしなければならないのか等一緒に考えるブレインが欲しいと感じていましたが、はじめは3日交代で現場の状況をようやくつかんだ時に交代になり、あまり期待に応えてもらえる状況ではありませんでした。

その後、5月、6月は同じ保健師が支援に入るようになり、県や市の上部の動きや総合支所の情報も提供してもらい、一緒に考えることができるようになりました。

しかし、振り返ると地域保健法施行から県主導で管内保健師業務研究会（保健所に事務局を置く）を廃止、県内保健師の個人加入の連絡協議会（研修会）を立ち上げ、保健所では業務ごとの担当者会議や研修会が中心になり、保健所を含め管内保健師全員が会する場、縦割りの業務以外の課題や悩みを取り上げる場、互いの顔が見える関係がなくなり、次第に保健所に何を求めていいか市町保健師の「保健所との関係意識」は希薄になっていったと感じます。

アンケート：（職責者）では「保健所に期待すること」で最も多かったのは「情報提供」（外部、関係機関、国の動向等の情報）、次に多かったのは「調整」（医師会等の関係機関の調整、救護チーム、保健師等の派遣調整）等が挙げられました。しかし、現実には「保健所からの指示、援助があった」と答えたのは回答者10人中5人で内容は「医療調整に協働」「避難所人的支援、感染症対策」「厚労省への応援依頼、物資手配」でした。一方「なかった、不満」では「聞き取りのみだった」「はじめは状況把握のみで支援はなかった」「届きにくかった」というものでした。

以上から保健所による市町への支援の違いが大きかったこと、市町側は公衆衛生の専門スタッフがそろっている保健所に大きな期待を寄せていること、保健所側は日常的に市町との交流が少なくなり市町の要求に敏感に行動できなくなっていたことが分かりました。

現保健所体制では保健師が削減され多くの対人サービス業務を市町に移管し、地域に出る機会も減りますます市町の期待に応えるのは難しい状況です。今こそ、所内の体制を見直し、市町と一緒に地域に出て地域の課題を一緒に考える、顔の見える関係を再構築することが必要になっているのではないでしょうか。

本企画で保健所の臼井保健師とお話しする中で、統合、合理化が進む中でも公衆衛生の砦としての保健所機能を守ろうと努力していた人がいたことを知りました。保健所の中でどのような摩擦や苦悩があったのか、分からないことが多かったのですが顔の見える関係の中でこそともに公衆衛生を守っていけると思います。

おわりに

「津波被災地保健師100人の声」（宮城）調査報告会（2013年4月13日）の出席者の感想を紹介します。

「保健師という仕事に誇りを持って仕事を続けているので、このような仕事がなくなってしまわないようにと思う」「未曾有の大災害に直面して自らも被災する中で住民の救援、支援の第一線で奮闘した保健師のアンケートに接し涙の出る思いでした。このような声を集約し、状況を明らかにし、今後に生かすことは本当に意義のあることだと思いました」

この調査に取り組み、3・11は自治体に働く保健師の地区担当制の大切さや平成の大合併の弊害、保健所と市町村の関係等、いろいろな問題を浮かび上がらせるとともに保健師業務の重要性を再認識させてくれました。

この学びを広めながら、さらに今後の保健師活動について考えていきたいと思います。

付言

保健師103人に協力いただいた調査結果をふまえ、「津波被災地保健師100人の声」（宮城）プロジェクトとして次の提言をまとめ2014（平成26）年1月29日に宮城県保健福祉部長に提出しました。

【津波被災地保健師からの10の提言（宮城）】

（1）災害対策本部に保健師（職責者）を参加させること。保健師の職能性を重視すること

大震災時には、保健、公衆衛生的対応が最も重要になることを経験した。救助活動には現場と本部の情報共有がきわめて大切であること。保健師は、地域住民や地域医療機関、福祉施設などの情報に最も通じている職能部門であり、地域保健システムの立ち上げと運営でそのコーディネーター役も期待できます。

（2）震災時の保健所の役割を抜本的に見直し、保健所長の権限を強化すること

保健所の存在が希薄であった事に鑑み、その長が大地震で地域保健・医療システムを立ち上げ運営する権限をもち責任をはたせるようにすること。そのために「基礎自治体の要請を受けて動く」という地域保健法の規定を見直すこと。保健福祉事務所長（事務系）の下に保健所長がある組織構造の見直しをすること。保健所管轄圏域を狭くし、保健所を増やすこと。特に塩釜保健所圏域の見直しを。

（3）保健師の地域担当制を重視した保健師業務の見直しをすること

地域担当制の重要性が示された。そのための増員を図ること。保健師の定員基準（人口当たり）を法律または県条例で定めること。「住民の福祉のためにある」（自治法施行規則）基礎自治体の〝核心的〟課題として保健師業務を位置づけること。各自治体の他職種との関係で保健師定数が調節されないようにすること。そのために、基礎自治体の財政負担を県や国が支援すること。

（4）保健師のスキルアップや教育制度に震災の経験を活かし取り入れること

臨床看護力、コーディネーター力などの強化すること。災害時の保健師の体験を集約し、活動を検証し、教訓を整理して業務マニュアルに反映させること。組織の指揮系統の整備などを図ること。

（5）平成の市町村大合併の旧町村の地域保健体制を見直すこと

合併によって保健サービスが低下、不十分になっている地域の地域保健制度を見直し、旧町村には、合併以前の保健師数または、1名以上の常駐保健師を配置するなどの検討をすること。

（6）保健師の専門能力を正当に評価すること

専門技術職として評価し、手当などを含め待遇の改善を図ること。

（7）地方公務員の職員を増やすこと

被災した職員がいる中で、復興業務の増大によって日常業務に支障をきたしている。保健師業務を全うするうえでも行政職等他の職種の増員が必要を考えます。

（8）県は福祉避難所を全自治体に設置し運営体制の計画を策定すること

障がい者や介護支援の必要な人々が人権を尊重される扱いを保証するために全自治体が必置するこ

と。

（9）厚労省は震災時にＤＭＡＴに相当する保健師組織を準備すること

（10）県は県の復興計画に県保健所と市町村保健師体制の抜本的強化に取り組むこと

応急仮設住宅、民間賃貸住宅みなし仮設や復興住宅での被災者の困難な生活が長期に及ぶことによる、精神的疾患、アルコール依存、慢性疾患などが増加しています。孤独死を防ぐためにも保健師の課題が増え、役割が期待されています。

こころの傷を負っている保健師が少なくありません。保健師のメンタルケアのため、拒む方以外の全保健師の専門医面接を企画すること。

注

1　「津波被災地保健師１００人の声」（宮城）プロジェクト：代表・西郡光昭、事務局・村口至、プロジェクトメンバー・尼崎ゑみ子、伊藤慶子、梶原ユキ、鈴木恵子、関谷敏子、塚野一子、長崎邦子、矢吹セツ子、山脇由美。アンケートは、２０１２年６月から９月にかけてスタッフ用と職責者用の二種類で行った。保健所保健師４名を加え１０３名であった。宮城県被災地沿岸部13市町村で、２２７名の保健師の43・６％の回答率であった。

第2章

3・11検証——やれたこと、やれなかったこと

元宮城県保健師
臼井玲子

私は、１９７８（昭和53）年４月宮城県に入職し宮城県石巻保健所に配属されました。その年の６月にマグニチュード７・４の宮城県沖地震が発生しています。その後、宮城県北部にある数カ所の保健所勤務を経て２００９（平成21）年４月に再び宮城県石巻保健所勤務となりました。２００９（平成21）年度は世界的な流行となった新型インフルエンザの対応に追われた1年でした。

そして、２０１０（平成22）年度がまもなく終わろうとする２０１１（平成23）年3月11日に千年に1度と言われる東日本大震災が発生したのです。

住民の生命と健康を守るべき保健所が被災してしまうという困難な状況になってしまいました。使命感、責任感、ただ前に進もうという気持ちは失せることはありませんでしたが、あまりにもやらなければならないことが多すぎ、成果が見えないまま時間だけが過ぎていくという状況で、日増しに大きくなる批判の声の中で自分自身を保てなくなるような環境におかれました。

そんな時、県内外から次々と多くの支援の手を差し伸べていただくことができました。迅速に対応いただいた保健・医療・福祉関係の皆さんばかりではありません。学生時代の仲間、これまでかかわらせていただいた患者さん、ご家族、庁舎が水没したため孤立した4日間をともに過ごした近隣住民の皆さん、警察関係者、近隣保健所職員…。何かお役に立ちたいという途切れることのない声、声、声。何か物をいただくというよりその気持ちが身にしみて活動の大きな力となり、ここまで活動を続けることができました。

東日本大震災は多くの尊い生命を奪い行方不明者を出しました。犠牲になられました方々のご冥福をお祈りするとともに、被災しながらも幸運にも生命があった者として、生きている限りはこの震災経験のすべてを伝えていくことが責務と思い続けています。

〝平時にできないことは災害時にもできない〟、〝震災時の対応は平時の活動が試される〟まさにそのとおりで、私たちと同じような混乱を繰り返さず、教訓をいかしていただきたいと願い、今後の公衆衛生活動の展望も含めて執筆しました。

1　3・11当時のこと

(1) どこにいたか、何ができて何ができなかったか

①避難してきた住民と職員との4日間（3・11〜3・14）

私は5階建ての石巻合同庁舎と廊下でつながって位置する2階建ての保健所棟1階で執務中でした。地震直後、老朽化した庁舎は危険と判断し外に避難したところ、近隣から大勢の住民が合同庁舎に避難してきました。雪が降ってきたため、庁舎敷地内駐車場にテントを設営してから、間もなくして、石巻市の防災無線でサイレンと大津波警報のアナウンスが流れたため、急いで庁舎へ戻りました。

私たちは保健所棟2階に避難するも、10メートルを越す津波が予想されるとの情報では危険と判断し、倒壊したキャビネットから急いで訪問バックを引き出し、5階建の合同庁舎に移動しました。合同庁舎はあっという間に、職員と近隣住民約600名の避難所になったのです。職員は水や食糧の調

達をはじめ、寒さ対策、感染症対策等の解決に向けて活動しました。徐々に津波が押し寄せ石巻合同庁舎及び保健所棟の1階、公用車車庫は水没し、その後4日間周辺の水は引くことがなく孤立状態になってしまいました。非常電源と連絡手段を断たれた中、医師2名（保健所長、当日の発達相談従事の小児科医）、薬剤師、保健師ら職員は、救護所的避難所として、けがや発熱した方への処置、低体温状態で救助された方々への対応等を行いました。その際、長年使用することがなかったジュラルミンケース入り救急用医療セットが大変役に立ちました。また人工透析をしていた方、酸素吸入している方、切迫流産で安静にしていた妊婦、慢性疾患治療中で薬を持っていない方等は、優先的に防災ヘリを要請し病院へ搬送しました。

管轄市町から仮埋葬（土葬）の至急の相談や、同時に2件の精神警察官通報（精神保健福祉法：精神障害を疑い、自傷他害のおそれがあるため警察官から通報されるもの）があり担当者が一足早く脱出して対応しました。そして3月14日に自衛隊のボートで脱出することができ、全員が地面に立つことができました。

②被災した職員の生活の立て直しと事務所機能の整備、市町支援の開始（3・15〜3・22）

事務所として東部下水道事務所の汚泥処理施設の一角に借りました。

食糧、公用車、通信手段、机・事務用品の確保を検討している頃、私たち職員は家族と連絡をとり始めました。家族と再会し涙した一方、家族や親族が死亡、行方不明、入院、家屋の被災等の現実と向きあわなければならない職員もいました。

管轄2市1町の状況は、2005（平成17）年に1市6町が合併した石巻市は行政庁舎が浸水、女川町行政庁舎は全壊、2005（平成17）年2つの町が合併した東松島市は唯一行政庁舎が機能していました。限られた連絡手段で詳しい状況がわからないまま、3月18日から保健活動班として市町の支援を開始することとなりました。災害から8日も経っており市町の保健師は不眠不休で活動をし、すでに県外保健師・自衛隊等と協力し支援が開始されていました。市町担当制にし、所内保健師にプラスして県内内陸部保健福祉事務所（保健所）の保健師と事務職の派遣を受け活動を続けました。石巻市においては、本庁地区と総合支所の状況が相互に伝わりにくい状況であったため、保健所で総合支所を巡回し、その状況を本庁に伝えるようにしました。

私は県北の内陸部にある登米保健所に出向き、そこに事務所機能を確保すべく準備を始めました。これまで連絡がつかなかった分、県庁はじめ関係機関から多くの連絡がありその処理に忙殺されました。女川町の複数の避難所にいる妊婦さんの受け入れや東松島市のがん末期の患者さんの相談対応もしました。

③保健所機能の立て直しと本格的な保健活動開始（3・23〜4・17）

〝住民に近い管内に仮事務所を〟との意向で登米保健所ではなく、石巻西高校へ引っ越しすることになりました。携帯電話やパソコン、ＦＡＸが準備されましたが、ネットにつながる台数は限られてお

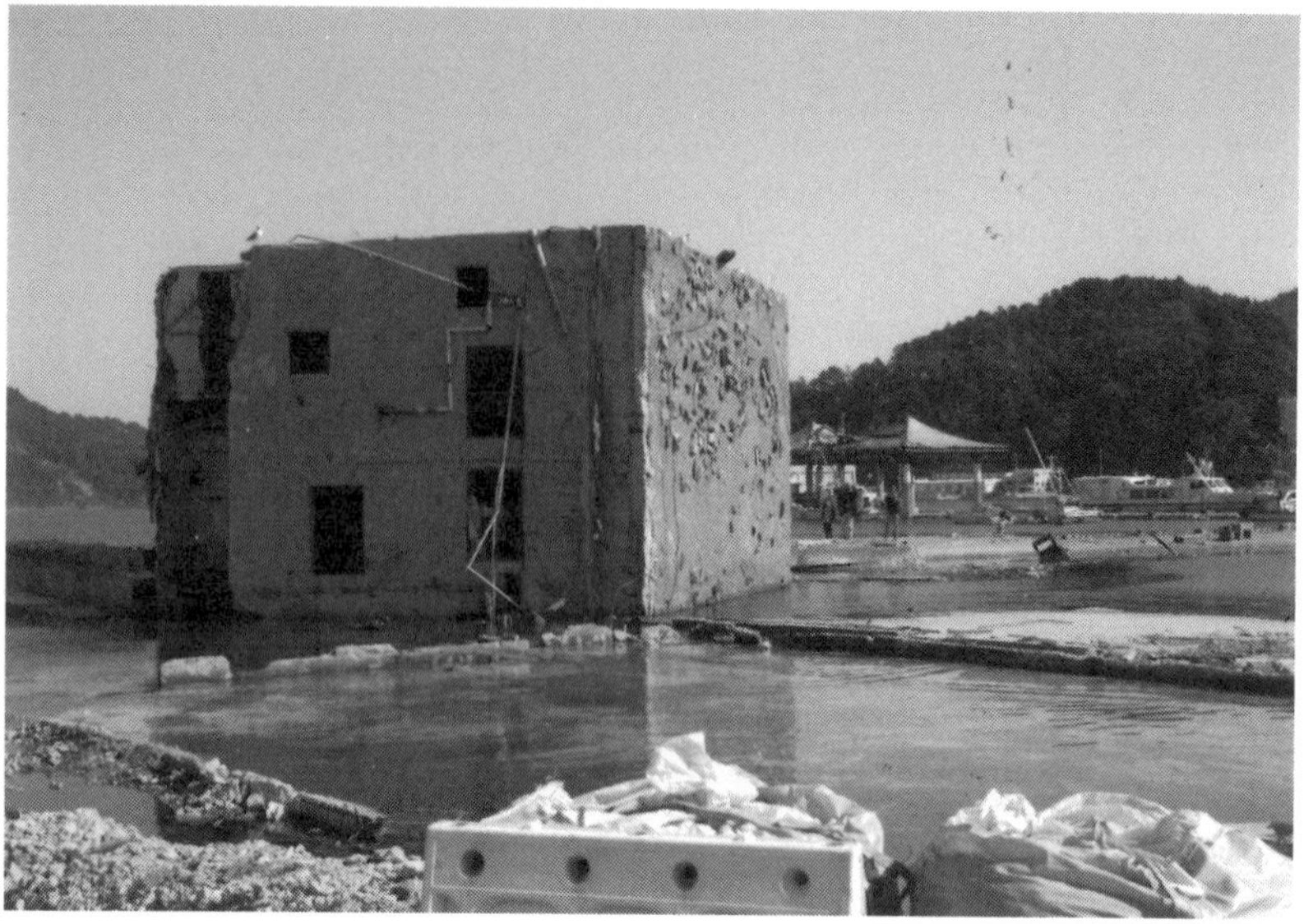

女川町　2011年

り、情報が得られない状況は続いていました。県内外からさまざまな職種の方の応援、報道機関からの取材、県庁からの指示、所内外の各種ミーティング等、目の前の対応で1日があっという間に過ぎ、職員同士すれ違いのため打合せや検討ができない状況でした。

このころ全国から支援に来ていただいた方々から「避難所の衛生状態、特にトイレがきたない」と指摘され報道されました。所をあげて計画を立て、関係者間で打合せを行いました。すべての避難所をきれいにするため、石巻市において全国からのボランティアの協力もいただき「避難所清掃キャンペーン」を行いました。

破傷風とレジオネラ症の発生届をうけ、注意喚起のためチラシを作製し普及啓発に努めました。市町、避難所の運営責任者の協力のもと避難所サーベイランス（感染症の発生状況を調査・集計し、感染症の拡大を予防するシステム）も行いました。管轄内は震災ゴミがあふれ、魚の腐臭、ヘドロの砂塵が舞い、ハエや虫の相談が多くなってきました。環境部門では、感染症対策をさらに強化し、飛散粉じん調査を国に依頼しました。

④保健所の通常業務の展開と市町支援（4・18〜6・30）

県の合同庁舎機能を1か所に集約するため、石巻専修大学体育館に3度目の引っ越しをしました。ユニセフから車やパソコンが寄贈されたこともあり、全員がネットにアクセス可能になりましたが、道路渋滞のため2時間半をかけての通勤そして駐車場からはさらに10分も要し、限られた電力容量のためコピー機は1台、さらに春は寒く夏は暑いという執務環境でした。震災前は保健部門・環境部門が別棟に分かれていましたが、1フロアになったことで、情報が共有されやすくなり、より協働して活動できる体制が組めました。

災害への支援に通常の公衆衛生体制の再構築への支援をプラスした方針の下、保健所長をリーダーとし他県からの公衆衛生医師や事務の応援を得て体制を組みました。管轄の各市町には担当保健師を固定して支援しました。市町からは震災当初からの経過を全体的に把握していて心強いとの声がありました。

今回の震災は死者、行方不明者が多いばかりでなく、津波にのみこまれながらも命を取り留めた方、目の前で人が流されていくのを見た方、家屋が流されたり職場を失った方等、精神面への影響は図り知れないものがあります。そのため保健所の精神指導医、震災直後から活動をしていた県内外の心のケアチーム、管轄内医療機関、市町、県関係者が一堂に集まり、地域精神保健活動の体制整備を図る目的で、「石巻地域精神保健医療福祉推進会議」を開催しました。各機関からの震災以降の活動報告からは、震災で環境が変化したため、さまざまな症状が表れる患者さんが多く苦慮したこと、水没・ライフライン不通で閉じ込められてしまったクリニックの状況、薬剤を袋に詰めて自転車で避難所回りをした医師、症状が重い患者さんが津波の中、病院スタッフを必死で助けた状況もありながら24人もの死亡者がでてしまった病院、診療は再開したけれど職員がいろいろな症状がでてきている等それぞれの機関が精一杯活動していたことがわかり、今後の体制整備に向けて大きな力をいただいた会議になりました。

私たちは住民の生命と安全を守り、二次的健康障害を予防し、市町そして住民それぞれが自ら復興することを支援するということを念頭において活動してきました。厚生労働省、全国知事会、看護協会、リハ支援団体等、多くの関係機関や団体のコーディネートで全国から物心両面の協力をいただきこのようなさまざまな活動が実践できました。

震災直後は市町へ派遣した保健師からの支援活動全般にわたる問い合わせ、保健物資調整、県庁からの指示や問い合わせ、そのための調整、マスコミ対応など保健所長の代理職務等が殺到しました。
課題を整理し中長期的な計画のもと活動を行うというより、目の前のやらなければならないことへの対応に追われました。何といっても活動拠点がなく仮事務所でこれから先いつまで間借りできるのか、移動するにしてもどこに行くのかわからない状況というのは非常にきびしいものがありました。支援を依頼してもミーティングの場所も確保できない状況は本当につらいものでした。その状況をこの環境にない方々に理解していただこうとするとさらに何倍ものエネルギーが必要になるのです。なかなか物事が進展せず1日があっという間に過ぎ、日を追うごとに保健所への批判だけが大きくなっていきますが、どんな状況でも住民の生命と健康を守る使命がある以上、必死に前を見て活動を続けるしかありません。

混乱の中、東北大学医学部保健学科の末永・高橋両先生が決しておしつけではなく、何かお手伝いできることはありますかと西高校を訪ねて下さいました。私の話を聞いていただいたことで忘れかけていた大切なことをあらためて自覚することができたのです。

それは、震災であろうとなかろうと、これまで実践してきた住民と協働した地域づくりをする、その保健師の役割は変わるはずがない。形のあるものはなくなるけれど、これまで培った市町保健師や住民との関係はなくなっていない。地域に出向きたくさんの住民の方々と出会い、話を聞き、困っていることをまとめ、どう解決してくか市町と協働しその仕組み作りをする、ボトムアップし住民の自立を促す支援をすればいいということです。振り回されたり目標に対して回り道を強いられたり、なかなか辿り着けなくなったりすることも少なからずあることも事実。そういうときはシンプルに物事を考え、「住民のためにどうあればいいか」という目標に向かって進むだけです。

震災時の保健活動は、保健師能力が試され、職場のチーム力が問われることだと思います。自分の置かれた立場でそれぞれが誠意をもって住民や市町保健師、保健医療福祉関係者としっかり向き合い一生懸命活動していれば、それは、市町の保健師、住民のエンパワーメントにつながるのです。

(2) 行政機能の損傷・停止の打撃の大きさ―立地場所の再検討を

住民の生命と健康を守る保健所という活動拠点をなくし、さらに機動力もなくした私たちは、まず活動拠点を確保し(東部下水道事務所→石巻西高等学校→石巻専修大学体育館と事務所機能を間借りしながら移転)、公衆衛生活動を開始する環境を整える(机、椅子、パソコン、プリンター、公用車、事務用品等)ということからはじめなければならなかったのです。そのため、市町支援を開始するまで長い時間を要してしまいました(公用車は18台のうち16台が水没し使用不能となったため、近隣事務所から借用、県庁からリース車が配備された他、日本ユニセフ協会からも寄贈されました)。また、震災後に県が災害保健医療アドバイザーに委嘱した東北大学医学部教授が主体となった災害保健支援室では、NPO、NGOとの連携のもとニーズ調査をし、行政による支援では対応できないような支援をしていただきました。

医療機関の立地場所の選定においては自然災害等が考慮されると思いますが、同様に公衆衛生活動拠点の立地場所も考慮してほしいと痛感しています。また、石巻合同庁舎は、築40年を超え老朽化していたのですが、耐震補強をしていたために震災に耐えられたとも聞きます。立地条件を考えるばかりでなくその後のメンテナンスも重要です。

2　事前に活動していたこと

1937（昭和12）年に保健所法が制定された後、戦後の1947（昭和22）年に新しい保健所法が制定され、保健所は公衆衛生の第一線機関として強化されました。当時の健康課題であった感染症対策には活動の効果を発揮してきましたが、人口の少子高齢化、疾病構造の変化等に対応するため、1994（平成6）年に保健所法が改正され、名称も地域保健法と改められ、広域的、専門的、技術的拠点と位置付けられました。

近年、地震や火山噴火等の大規模災害や生物テロ、地球規模の感染症アウトブレイク（普通のレベル以上に感染症が増加すること）、あらゆる場所や年齢を通じての虐待、保健医療福祉施設における安全管理、生命をおびやかす現象が頻発し、広域的、専門的、技術的拠点機能にプラスして、健康危機管理の拠点としての機能も担っています。

健康危機管理は、「医薬品、食中毒、感染症、飲料水その他何らかの原因により生ずる国民の生命、健康の安全を脅かす事態に対して行われる健康被害の発生予防、拡大防止、治療等に関する業務であって、厚生労働省の所管に属するものをいう」と定義されており、その健康危機管理における中核的役割を果たすため、宮城県石巻保健所では日ごろからさまざまな活動を展開していました。

（1）保健師の専門研修

圏域市町の保健師と保健所保健師がその時々の圏域の課題に対応するための研修として、保健師専門技術研修（圏域研修）があります。２００８（平成20）年度から２００９（平成21）年度にかけて、「地震災害時の保健活動に備えて」をテーマとして企画しました。講師は阪神・淡路大震災の時に保健所保健師の立場におり、凄絶な経験をされている国立保健医療科学院の奥田博子氏に依頼しました。阪神・淡路大震災やこれまでの全国の災害を通じた支援活動から、「どんなマニュアルが作られてもマニュアルと同じ災害はない。緊急時には日常の積み重ねが反映される」と話され、私たちはそれぞれの立場で深く心にきざみ日常の活動に生かしていました。

（2）難病患者（在宅人工呼吸器装着患者）災害時対応ハンドブック

難病の在宅人工呼吸器装着者について、日ごろから災害に備えてあわてずに行動できるように、患者さん、ご家族、主治医、市町保健師、訪問看護師やコミュニケーション関連支援者等在宅を支えている関係者みんなで作成していました。日常生活の中で関係者を交えて訓練を重ねている例もあります。課題はたくさんありますが、全員で共通認識をもっていました。

（3）保健師の業務連絡会

保健所保健師は母子、障害、高齢者、感染症、難病、健康づくり等の業務分担制で各業務班ごとに1人から3人、分散配置となっています。そのため所内保健師が一堂に会する会を定例で開催しており、現任教育の一環としても位置付けていました。年度初めの会議では、日常および災害時に使用する訪問バックの設置場所を確認していました。また、庁舎敷地内には原子力発電所関連の「一次除染室」がありますので、その見学も組み込んでいました。

(4) 健康危機管理体制の検討事業─女川原子力発電所関連

保健所は地域における健康危機管理の拠点として位置づけられていますが、保健所の体制をみますと毎年職員の異動もあり十分といえません。2009(平成21)年度は世界的に流行したインフルエンザ(A/H1N1)の対応、少年による石巻DV事件等もあり、所内の管理的立場の職員や企画総務部署の担当職員間では、所内健康危機管理機能を強化する必要があると共通認識をもちました。また宮城県沖地震が高い確率で発生すると公表されていたこと、今後強毒型インフルエンザへの備えにとどまらず、全国的な広がりをみせている鳥インフルエンザへの対応を検討する必要があること、管轄内には県内唯一の東北電力女川原子力発電所を有し、初期被ばく医療体制の中に庁舎敷地内の一次除染室が位置づけられていること等から2010(平成22)年度は、「所内健康危機管理体制検討事業」を所内重点事業の一つとして位置付けました。国の「地域保健対策検討会中間報告」の健康危機管理12分野について、石巻保健所の対応をまとめてみました(対象分野は災害、医療安全、介護安全、虐待、医薬品安全、食品、水、原子力や環境汚染等の12分野）。その結果「自然災害」「原子力災害」「インフルエンザ関連」の3分野について優先的に取り組むこととしました。所内職員による横断的プロジェクトチームを組織し検討の上、班長以上の全体会議で合意形成を図る体制をとり、その後全職員に周知することにしました。

東日本大震災は巨大地震と津波による災害に加え、これまで経験したことのない福島第一原子力発電所の事故による災害であるため、ここでは私たちが「原子力災害」に取り組んだ経緯を述べます。

宮城県には東北電力女川原子力発電所がありますので、県では毎年原子力防災訓練を実施していました。県内保健所からは医師（保健所長）、診療放射線技師、事務職、そして私たち保健師等が参加していました。放射線は原子力発電所と結びつけて考えがちですが、研究施設や加工施設、もっと身近には医療機関等での事故や放射性物質の移動時の事故等も想定されます。原子力施設が近くになくても県保健所保健師は放射線に関する基礎的知識が必要と考え、全保健師が訓練を経験できるよう参加者を決めていたと思います。訓練は年々項目が多くなり、参加機関や参加人数が増えていますが、訓練に参加した後には必ず、このような原子力災害やどんな事故もあってはならないと痛感させられます。これは私だけではなく、皆さん同じように感じていたと思います。

前述したように、石巻保健所では人事異動があった4月には必ず所内保健師業務連絡会で敷地内にある一次除染室の見学を行っていました。

一方原子力災害における保健所の役割として

・緊急被ばく医療体制（初期被ばく医療体制）では周辺住民を対象として放射性物質による体表面汚染検査を実施、必要であれば医療機関への搬送や拭き取り等の簡易な除染を行う

・原子力防災緊急時被ばく医療活動マニュアルにおいては、被爆者が管轄医療機関内で治療した場合、処置後の安全確認・公表をする

等を確認しましたが、これらは保健所長と一部の担当職員の理解に限られている状況でした。

大規模な被ばく災害が発生し石巻保健所職員だけで対応できない場合は、県内の保健所職員に応援を要請すると想定されます。まず石巻保健所職員が放射線の基礎知識を学び災害時の対応をまとめる必要があると考え、「所内原子力災害マニュアル」の作成に取り組むことにしました。また、毎年実施される訓練では、一時除染室における動線やシャワーの使い方等より実効性のある訓練を行いました。所内原子力災害マニュアル作成ワーキンググループのリーダーは全国からの情報収集はスムーズではなかったと語っており（原子力の安全神話によるのでしょうか）、それらをワーキンググループ内で検討しようとしていた時に東日本大震災が発生し、所内原子力災害マニュアルの完成には至りませんでした。

日本のエネルギー政策はこれまでのエネルギー戦略を見直し原発依存度を低減すると言われていますが、この決して広大とはいえず地震多発国の日本に多くの原子力発電所が存在します。今回の未曽有の事故で福島県の方々は突然日常生活を奪われ、今まだ多くの苦しみを抱えそれがいつまで続くのかわからないのです。私たち公衆衛生に携わる者ができることは、原子力災害についても保健所が健

康危機管理の拠点として活動できるよう平常時から備えることではないでしょうか。

このような日常業務での取り組みは決して十分とは言えませんが、これらの活動の積み重ねが災害時の活動の基礎になったと感じています。

3　3・11検証から生まれたもの

(1) 県レベル―事業継続計画 (Business Continuity Plan「BCP」) 策定

2008（平成20）年8月、総務省では「地方公共団体におけるICT部門の業務継続計画（BCP）策定に関するガイドライン」を、また内閣府（防災担当）では、「地震発災時における地方公共団体の業務継続の手引きとその解説　第1版」を2010（平成22）年4月に公表しています。宮城県においては「情報システムに係る業務継続計画（i－BCP）」を2010（平成22）年6月に策定、さらに、震災後の2016（平成28）年3月には、「宮城県業務継続計画（BCP）【本庁・地震編】」を策定しています。震災前、新型インフルエンザパンデミックへの備えとして事業継続計画（BCP）が注目されましたが、このBCPに対して危機感をもって作成していた施設の割合はどの程度あったのでしょうか。東日本大震災を通じて組織において、人や物資が非日常になった場合のBCPの重要性を痛感しなかったところはないと思います。このBCPの必要性を感じた今だからこそ策定する必要があります。

(2) 保健所関連

①広域支援体制・カウンターパート制

宮城県においては、東日本大震災の一連の活動を検証し、人と環境をトータルでみる〝公衆衛生の視点〟をもった保健所活動機能強化が再認識され「宮城県災害時公衆衛生活動ガイドライン」さらに、それに基づき公衆衛生活動の具体的内容や活動に使用する各種帳票類や普及啓発資料で構成された「宮城県災害時公衆衛生活動マニュアル」を作成しました。これらに基づき各保健福祉事務所(保健所)毎のマニュアル等を作成しています。

石巻合同庁舎は、震災当初から孤立してしまい、情報が長期間どこにも伝わりませんでした。4日間の水没後救出された15日午前に保健所職員が県庁にとりあえず状況を伝えに行った時にみた県の災害対策本部会議の資料には「石巻合同庁舎…不明(連絡とれず)」とあり愕然としたとの記録があります。連絡がとれないということはそれだけ甚大な被害があり孤立無援の状態という当たり前のことを改めて世に知らしめた出来事になりました。それらの経験が生かされたガイドラインになっています。

〈県内で大規模災害が発生した場合の対応ポイント〉[1]

・被災地保健福祉事務所(保健所)に対するカウンターパートによる広域支援体制—県庁と連絡がとれない場合の地域完結型・自己完結型で初動活動ができるよう、また被災した保健福祉事務所

（保健所）へ広域的に対応できるように沿岸部の保健福祉事務所（保健所）と内陸部の保健福祉事務所（保健所）がカウンターパートを組み、地域完結型対応ができるよう相互支援体制を構築する。

・応援、派遣公衆衛生スタッフの派遣窓口の一本化―本庁では派遣調整チームを設置し全県的な公衆衛生スタッフの派遣調整を行い、保健福祉事務所（保健所）では外部支援者と被災市町村活動との調整をする。

②市町村への派遣

前述した「宮城県災害時公衆衛生活動ガイドライン」では、県内で大規模災害が発生した場合に被災市町村からの依頼を待たず県保健福祉事務所（保健所）はコーディネーター（保健師1名、事務職1名）を派遣することを明記しました。

災害対応を迅速に進めるためには初動体制の確立と外部からの支援の要否について早期にアセスメントが必要ですが、ひとたび大規模災害が発生すると市町村は支援活動に追われることになります。そこで県から派遣された職員は支援業務や公衆衛生活動について、現地の状況を的確に把握・判断し、活動方針や体制整備等への専門的助言、活動のマネージメントやコーディネートを行います。

③記録作成

宮城県東部保健福祉事務所（石巻保健所）では、災害を風化させず伝承するため、各職員の経験を綴った『東部保健福祉事務所緊急発刊　東日本大震災から100日間の記録　被災者となった職員の悪戦苦闘の日々と再生への歩み』を発刊しました。所内で編集委員会を組織し、企画作成に取り組みました。予算化されていませんので職員でつくる親睦会で発行しました。

「発刊にあたって」で事務所長は、「私たちの取り組みは、時間の経過とともに忘れ去ってしまうのが世の常でありますが、歴史的にも類をみない大惨事を真近で体現した職員一人ひとりが語り部として、後世に伝えていくことが大事ではないでしょうか[2]」と述べています。

3・11があった2011（平成23）年度は4月1日の人事異動が延期されて7月1日になりましたので、異動した職員はこの記録を持って新たな職場で多くの方々へ伝え始めることができたのです。

また、その記録の中で事務所長は、自ら作成し情報発信した「通信だより」について、「事件は現場で起こっている!!　人の増員、車の調達、そして防災無線や衛星携帯調達など仕事をするために必要なものをリストアップするときりがない。一度でいいから現場に来て判断してほしいというのが当時の心境でした。県庁などとの通信手段がない中で考えついたのが瓦版スタイルの「通信だより」であり、デジカメの映像データを直接に県庁に持ち込むという方法でした。大変有効な手段であったようです[3]」と記載しています。

その「通信だより」は『東北地方太平洋沖地震関連現地情報』（のちに『東日本大震災現地情報』）として3月24日に第1号が発行されほぼ毎日作成されていました。はじめは本庁への情報発信が目的でしたが後には各市町や関係機関に提供先が広がり2011（平成23）年7月からは担当職員による毎月発行の『復興支援ニュース』に繋がっていきました。これらの記録や情報は『石巻からの活動報告　―東日本大震災から1年の軌跡―』に東日本大震災に関する石巻地域の公衆衛生活動報告書としてまとめられ、ホームページに掲載されています。

　私たち保健師はじめ技術職員は現場活動をしていたため、活動や会議の記録、写真撮影、このような記録の企画は、事務職員が中心となって行いました。これまで県内外の関係者から今回の震災の対応について話してほしいとたくさんの依頼がありました。私たちもそれらに応えていく責任があると感じ、できる限り多くの機会を通じてお話させていただきましたが、これらの映像や記録がありましたので、より臨場感があり理解が得られたと感じています。活動に際しては、「記録」「情報発信」という大切な役割を担う担当者をしっか

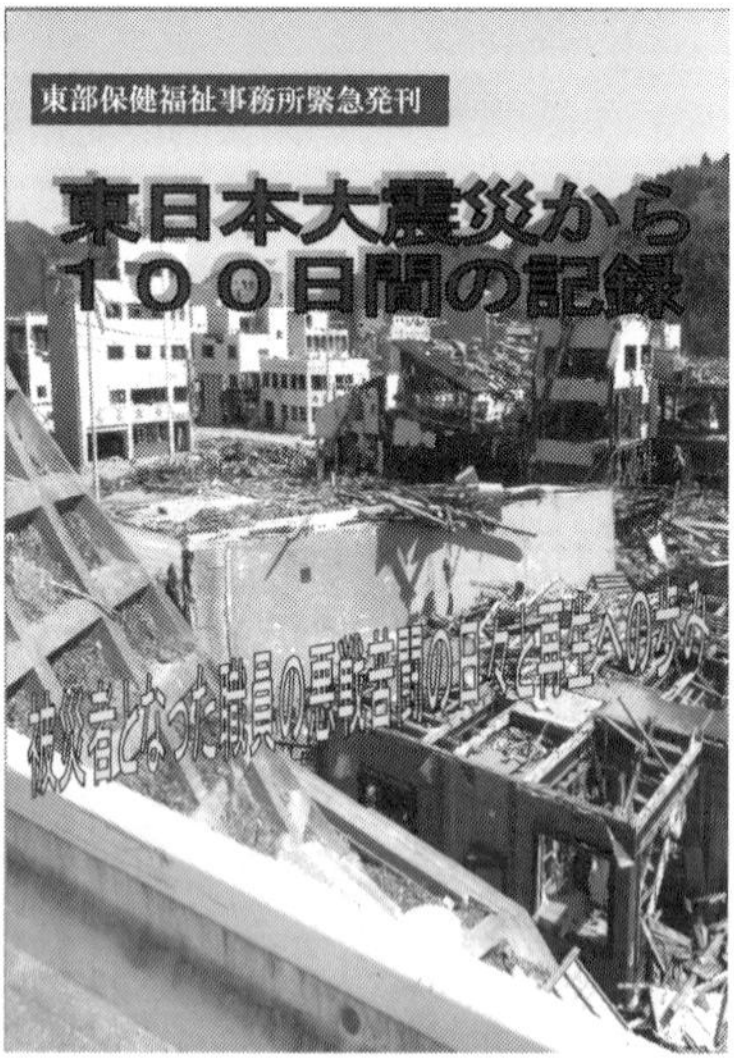

『東日本大震災から100日間の記録』
宮城県東部保健福祉事務所親睦会

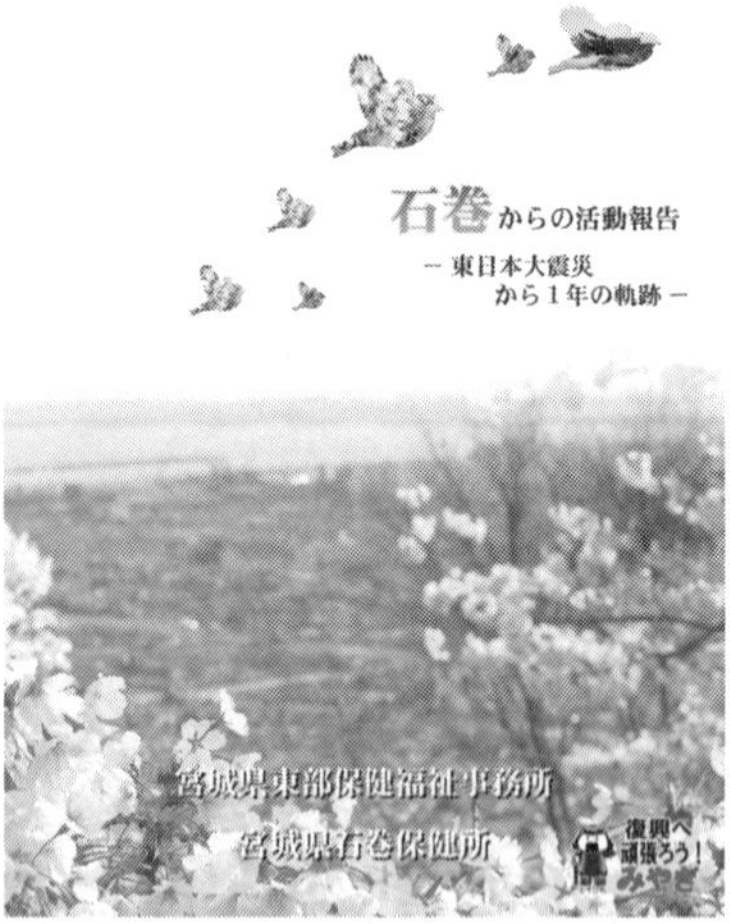

『石巻からの活動報告』
宮城県東部保健福祉事務所

り決めておくことが必要です。

④保健所活動の検証「報告書作成」

私は震災後の7月に内陸部に異動しましたが、東部保健福祉事務所（石巻保健所）では震災後の取り組みをまとめ『石巻からの活動報告　─東日本大震災から1年の軌跡─』を刊行しています。活動の1年間の区切りとしてのまとめですが、将来の大規模災害に備え体制整備を検討する際の参考となるような内容になっています。多くの職員が学会やセミナー、研修会で発表しましたがそれらも資料編としてまとめられています。また、石巻からの活動報告は東日本大震災2年目の記録から、2017（平成29）年発行の6年目の記録まで続いて刊行されています。

おわりに

私は生まれ育った宮城の地で、乳幼児から高齢者までさまざまな健康レベルの方々を対象とした保健師の仕事がしたいと思い、保健所や市町村のちがいをよく理解しないまま県（保健所）保健師の道を選択しました。

私が入職した1978（昭和53）年は国保保健師（国民健康保険組合により保健師が設置された）の身分が市町村保健師となり、第一次健康づくり対策がスタートし、何年かぶりで県保健師が採用された年でした。その時の課長（保健師）から「あなたは学校で習ってきたことをやってみなさい。必要な予算や環境は私が整えます」と言っていただき、保健師活動をスタートすることができました。その後も住民の方々をはじめ、担当市町村の先輩保健師の皆さんには人材育成の視点も併せ持って育てていただきました。これまでの活動を振り返ってみると、公衆衛生活動に対して熱いマインドを持って取り組んだ多くの方々がまわりに存在してくださり、協働していたということがわかりました。

仕事を始めた当初から「保健所は何をしているのか、何をしてくれるのか」等、保健所や保健所保健師への批判がありました。そのことについて、常に保健所保健師としての役割を果たすことを期待されているととらえた私たちは、職場の保健師間で保健所、保健所保健師の役割は何か、悩みながらもいつも検討していました。そして、住民の皆さん、市町村保健師はじめ保健・医療・福祉関係者と信頼関係を構築してこれまで述べてきたような活動を行うことができたと感じています。継続した活動を展開するためには、地域ごとの細かい手引書があるはずはなく、保健師一人一人と対象者とがしっかり向き合い、人と人との関係をつくり上げてきたのです。

保健所機能強化について「保健所機能評価マニュアルに関する研究報告書」には「新しい保健所には、新しい公衆衛生の役割と機能を発揮していくことが求められています。そのためには、市町村の担当者からも住民からも、保健所の存在や役割について支持されることが、最も重要な課題です。もし、何年もの間、地震も火災も犯罪もまったく起こらなかったとしても、消防署や警察や防災計画は不必要でしょうか。保健の分野も同様であり、安心して外食が出来、安心してホテルに泊まれ、安心して理髪や美容が受けられ、精度の高い医療が受けられ、安全なサービスと質の高いサービスが確保され、伝染病を未然に予防し、災害時や緊急体制では、災害を最小限にする危機管理を担当する公的責任を背景とした保健所活動が不可欠なのです」

と記載されています。

今後、人口構造や疾病の変化により解決すべき課題が変わろうとも、公衆衛生や公衆衛生看護の基本やマインドは変わるものではありません。宮城県で長年保健所保健師として公衆衛生看護活動に従事し定年退職を迎えた私は、今後も保健所の存在・役割が必要不可欠と考えます。

3・11東日本大震災を経て保健所機能について改めて感じたことがあります。

はじめに、「公衆衛生におけるリーダー」についてです。

わが国においては過去に感染症や公害病等の健康課題に対して、公衆衛生活動により乳児死亡率の低下を実現し、さらには長寿まで導きました。現在は長時間労働による過労死の存在、高い貧困率、格差社会等への対応が喫緊の課題になっています。

今こそ地域保健法前に実践できていた公衆衛生活動があたりまえに展開できるよう保健医療福祉をトータルした考えをもち、マネジメントできるリーダーの存在が必要です。

高鳥毛敏雄氏は「イングランドの公衆衛生のアイデンティティとリーダーシップ」で「今必要なことは、自治体に公衆衛生活動をリーダーシップを持って進める人材を育てて配置することである。わが国では自治体の公衆衛生のリーダーは頻繁に異動する行政職または医師、保健師と自治体により一定ではないし、行政能力と公衆衛生能力のアイデンティティも明確にされていない。この点がわが国の公衆衛生体制がイングランドを超えたものに発展するためには乗り越えないといけない課題として残されている」[4]

と述べています。

そしてもう一つは、保健所保健師が、管轄する担当市町村に責任を持つ地区担当制の復活です。保健師が担う公衆衛生看護活動としての家庭訪問は、対象者やその家族が生活している場へ訪問し、信頼関係を構築しながら支援していきますが、これはその担当地区に責任を持つというスタートになります。このような保健師と対象者の関係は保健所保健師と市町村保健師の関係も同様で、保健所保健師は積極的に担当市町村へ訪問し市町村の保健師と信頼関係を築き重層的にそれぞれの役割を発揮することが、住民の生命と健康を守ることにつながります。

２０１３（平成25）年４月に厚生労働省健康局長から発出された「地域における保健師の保健活動について」の地域における保健師の保健活動に関する指針の基本的な方向性においても

「保健師は、分野横断的に担当地区を決めて保健活動を行う地区担当制等の体制の下、住民、世帯及び地域全体の健康課題を把握し、世帯や地域の健康課題に横断的・包括的に関わり、地域の実情に応じた必要な支援をコーディネートするなど、担当する地区に責任をもった保健活動を推進すること」

と地区担当制の推進が明記されています。

東日本大震災という大災害を経て、住民一人一人がその人らしく安心して毎日を過ごしているという声が各地域から聞かれ、大きな広がりになっていく…。

「保健所」が各地域や住民の近くにあり、公衆衛生の思想と学問を統合し、確固たる理念を持ち合わせたリーダーと公衆衛生のスペシャリストが存在し、活動を実践し続ける。それらが、組織の中で認められ、次の段階として様々な役割を任せてもらえることにつながり、さらに住民の健康と生命を守ることに発揮される…。

そんな姿を遠くない将来にぜひ、見届けたいと願っています。

注

1　宮城県保健福祉部保健福祉総務課、環境生活部環境生活総務課編（2013）『宮城県災害時公衆衛生活動ガイドライン』宮城県、28—29頁。

2　宮城県東部保健福祉事務所親睦会「東日本大震災から100日間の記録」編集委員会編（2011）『東部保健福祉事務所緊急発刊　東日本大震災から100日間の記録　被災者となった職員の悪戦苦闘の日々と再生への歩み』宮城県東部保健福祉事務所親睦会、1頁。

3　宮城県東部保健福祉事務所親睦会「東日本大震災から100日間の記録」編集委員会編（2011）『東部保健福祉事務所緊急発刊　東日本大震災から100日間の記録　被災者となった職員の悪戦苦闘の日々と再生への歩み』宮城県東部保健福祉事務所親睦会、24頁。

4　高鳥毛敏雄（2014）「イングランドの公衆衛生のアイデンティティとリーダーシップ」『公衆衛生』2015年01月号、医学書院、45頁。

第3章　合併した自治体、3・11後の地域保健活動

福島県立医科大学教授
末永カツ子

1　はじめに──自治体合併と3・11との関連

市町村制の施行時の市町村数は、1889（明治21）年の39市、1万5820町村、それが、2005（平成17）年をピークとする平成の大合併により、約3200あった市町村は1727市町村（2010国勢調査）となりました。

明治の市町村制施行以降、明治、昭和、平成と、50年間隔で市町村大合併が、国策として、繰り返されてきました。平成の大合併は、財政力の弱い市町村合併を誘導する財政優遇策と交付税削減策の2つの国の政策により強力に進められました[1]。

こうして、3・11は、昭和の大合併からほぼ50年、そして、平成の合併から6年経過した時点で発災し、東北地方沿岸部3県のすべての市町村を被災地としました[2]。

平成の大合併を評価した河北新報社と福島大学とによる調査（2009年実施）が公表されています。この調査は、宮城県内35市町村現職職員と合併した9市町村元議員を対象としたものでした。「期待した以上に成果が挙がっていると思うか」の問いに対する全体での合併の成果と石巻での評価〈〈〉内〉をみると、そう思う2・9％〈1・8％〉、どちらかといえばそう思う15・9％〈12・3％〉、どちらかといえばそう思わない20・1％〈26・3％〉、そう思わない53・4％〈57・9％〉、という結果となっており、成果が挙がっていないとの意見が約73・4％〈約85％〉という結果が示されています。

2 石巻市に合併した2つの地区での活動

石巻市は、2005（平成17）年に、旧石巻市、河北町、雄勝町、河南町、北上町、牡鹿町、桃生町の1市6町が平成の大合併を行った自治体です。以下には、筆者が、3・11から1年半後にインタビューを実施した際にうかがった旧北上町と旧牡鹿町の地区担当保健師の体験を紹介します。[3]

(1)「旧北上町」で地域特性と3・11直後の状況

旧北上町では、浜辺での漁業に加え、わずかに内陸にひろがる農地では米作と畜産とが営まれていました。

3・11の大津波は、北上川河口を陸地よりも速いスピードで遡上し流域にあった橋や堤防を決壊し、浜辺に集中していた公共施設や住宅のすべてを流し去りました。3人の地区担当保健師が配置されていた北上総合支所の庁舎もその1つでした。

この地区の人口は、合併時には約7900人であったものが、3・11前には約3900人と減少していました。そのうち、３・11で亡くなった方は３００人にも上りました。庁舎内にいた者は、住民も含め57名でしたが、そのうち助かったものは３名のみ、亡くなった者の中には１人のベテラン保健師が含まれていました。

亡くなった保健師は、若い保健師２人にとって頼りがいのある先輩でした。残された１人の保健師は、本庁での乳幼児健診を終えて保健センターに帰る途中で、津波に襲われ、車ごと海水に浸かりましたが、地域住民に救出されかろうじて九死に一生をえました。保健センターに残っていた保健師は、２人先輩保健師の安否を確認できないまま彼女たちの氏名を行方不明者名簿に載せ、救出された保健師が戻るまでの３日間を不安と恐怖の中で過ごしたのです。

活動の支えとなったこと

①３・11直後の活動拠点

発災後の保健師の活動拠点は、３月15日からこの地区の災害対策本部が置かれた旧町住民の健康とスポーツの振興の拠点施設（にっこりサンパーク）でした。

石巻市本庁から情報が入らなかった時期に、保健師がこの拠点を得たことは大きなメリットでした。災害対策本部の朝夕の会議に参加することによって、インフラなどを含め地区全体の被害状況や避難所リーダーからの住民の状況を把握することができたのです。２人の保健師は、これらの情報に基づき支援活動を展開して行くことができました。

②3・11以前からの職場風土

この地区では、3・11以前から職員を活かし合う職場風土があったことが、以下のことから理解できます。

この支所では、3・11以前から職員たちは、事務職と専門技術職とが互いのあるべき姿や行政の組織で働くことの意味などどついて話し合える職場でした。保健師は、平時から〝専門職として保健師本来の活動すること〟を求められていました。3・11直後にも「保健、医療のことは全部頼むよ、他の仕事はしなくてもよいから」との支所長からの一言で、地域保健活動に専念できたとのことでした。

③役に立った要支援者台帳・地図等

3・11後に、保健師に求められた主な役割は、多数の支援チームやボランティアの調整でした。この役割を果たすのに最も役に立ったのは、自分たちで作成していた要支援台帳と地図や災害用グッズでした。要支援者台帳は、高齢者と障害者を持つ方々に3・11の1、2年前から住民に説明し承諾を得て作成した台帳でした。地図は、台帳に載せた人たちの自宅などが一目瞭然にわかるものでした。災害用グッズには、救護用品を入れたバックとラジオなどを入れたものでした。保健センターにいた保健師は、これをとっさに手に持ち避難しました。これらは、住民の安否確認時や、必要な支援を判断するための訪問調査や外部支援の調整に役に立ったのです。

④頼りにできる住民の存在

この地区は、住民同士のつながりが強く互いに助け合おうとする地域であったことが以下のことから理解できました。

3・11後、この地区の支所職員は、避難所での炊き出しや水くみにも駆り出されることはありませんでした。住民たちは、外からの支援が何も入らない時期に、住民同士で率先してコメを集め、おにぎりをつくり、配りました。また、重機を持つ住民により2階に取り残された人の救助が行われました。さらに、避難所や仮設住宅では、保健師たちが養成していたダンベルクラブや子育てサークルのメンバーも主体的に活動をしました。

保健師は、住民たちとは顔見知りで津波の犠牲者の名簿をみれば、地区全体の被害状況をイメージできました。支援が届かず孤立したこの地区で、保健師を励まし奮い立たせてくれた者も職場の上司や住民でした。インタビュー時に、筆者が印象に残りメモしていたことは、「多くの遺影を前にして、住民や職員の辛い体験を聴くことは大変なことだった。つねに、支えとなる上司がいるわけではないから、自分たちで判断して行動できるようにしておかなければならないと思う。保健師の仕事は本当に大変な仕事だと思うが辞めたいと思ったことはない」との語りでした。また、保健師たちは、「〝支援しますから住民のリスト下さい〟といった態度で、この地区に入ってきた外部支援者や、住民のニーズとマッチングしない支援を、きっぱりと断った」と、話してくれました。

保健師がこのように住民に何が必要なのかを見極めて必要な支援を求めることができる受援力を発揮できたのは、上記のような職場内や地域の人々との関係性が3・11以前からできていたからこそであったのではないでしょうか。

(2)「旧牡鹿町」で地域特性と3・11直後の状況

この地区は、牡鹿半島の突端に位置し、浜部の13の浜（小漁村）と、2つの離島（金華山、網地島）からなり、22行政区（集落）をもっていました。半島の大部分が丘陵性の山地ですが、中心部の鮎川は捕鯨基地で、石巻湾内ではノリ、カキ、ホタテガイの養殖が行なわれていました。この地区には、1960（昭和30）年代に初めて保健師が採用されています。網地島での地域に根ざした地域保健活動が実践されていたことがわかる記述が残されています。[4]

3・11の大津波は、国立公園となっている風光明美な牡鹿半島のすべての浜を飲み込み、陸路を遮断し、ライフラインも情報を途絶させ、この地区を陸の孤島としました。幸いであったことは、過去の経験を生かし高台に立地していた保健センター、総合支所、病院などの公共施設が被害を免れたことでした。

この地区は、石巻市で最も少子高齢化が進んでいる地域です。平成の合併時の人口は、5320人あったものが、3・11前には4800人と減少し、3・11前の高齢化率は40・4％でした。旧牡鹿町全体での３・11の人的被害は、２０１３（平成25）年1月現在で死亡者77名、関連死11名、行方不明者35名でした。

３・11後の支援活動

外から医療チームが入ったのは、発災から9日目の3月19日でした。保健チームによる応援は4月になって入りました。その後、大学や多くの民間団体が入り住民のニーズに即応した直接支援が継続されました。

インタビューした2人の地区担当保健師は、３・11後に担当になりました。外から入った支援について、「３・11までは地域で自立していた高齢者たちに1年半経過した時点でもサービスが継続されており、依存が高まっているのではないかと危惧した」、また、「そのサービスが、提供者と相性がよい者には手厚く、そうでない者にでは少なくというように、サービスの提供に格差が出てきてしまっていることが気になった」と、話してくれました。

このような状況は、外からの支援者によるサービス提供が、ばらばらになされ、どのような場合に、どこまで、誰が支援するかといった判断と選択の基本的な考え方が共有されず、支援内容の調整がなされなかったことによると考えられます。

地域担当者としての保健師の役割

インタビュー時には、3・11後、それぞれの判断で住民への支援を行ってくれた外部支援は、途中から市の委託事業となり継続されているものがありました。しかし、その事業の継続が、財政上、難しくなっているとのことで、保健師は頭をかかえているところでした。今後、これらの支援を徐々に終了し、平時のサービス提供へ移行する際に〝ボランティアの方がよかった、介護保険はお金がかかる〟という住民の声も出てくる可能性があることを保健師は心配していました。保健師は、手厚い支援を受けて当然とする当時の風潮を3・11前まで維持されてきた住民自治に関わる危機として捉えていたのではないかと思います。

このことは、「地区全体をみて判断しコーディネートするのは自分たちの仕事だ。この地区は、もともと住民同士のつながりが強く、力がある住民が住む地区である。保健師の役割は、地域住民の財産と命を守ること、そして、行政にいるものとして、何が必要なのかを1つひとつ整理していくことがまず重要であると思う。今後は、3・11で削がれた住民の力を回復させていくために、自分たちがどう動いていくのか、どうすれば復興に向けたあゆみになるのかを考えていきたい」と、いう保健師の語りから理解できました。

上記の保健師の問題意識と危惧は、保健師が地区担当者としての地域責任性と、これに伴う自分たちの役割認識がなければ持ちえないものではないかと思います。

図表3-1　南三陸町の4つの地区

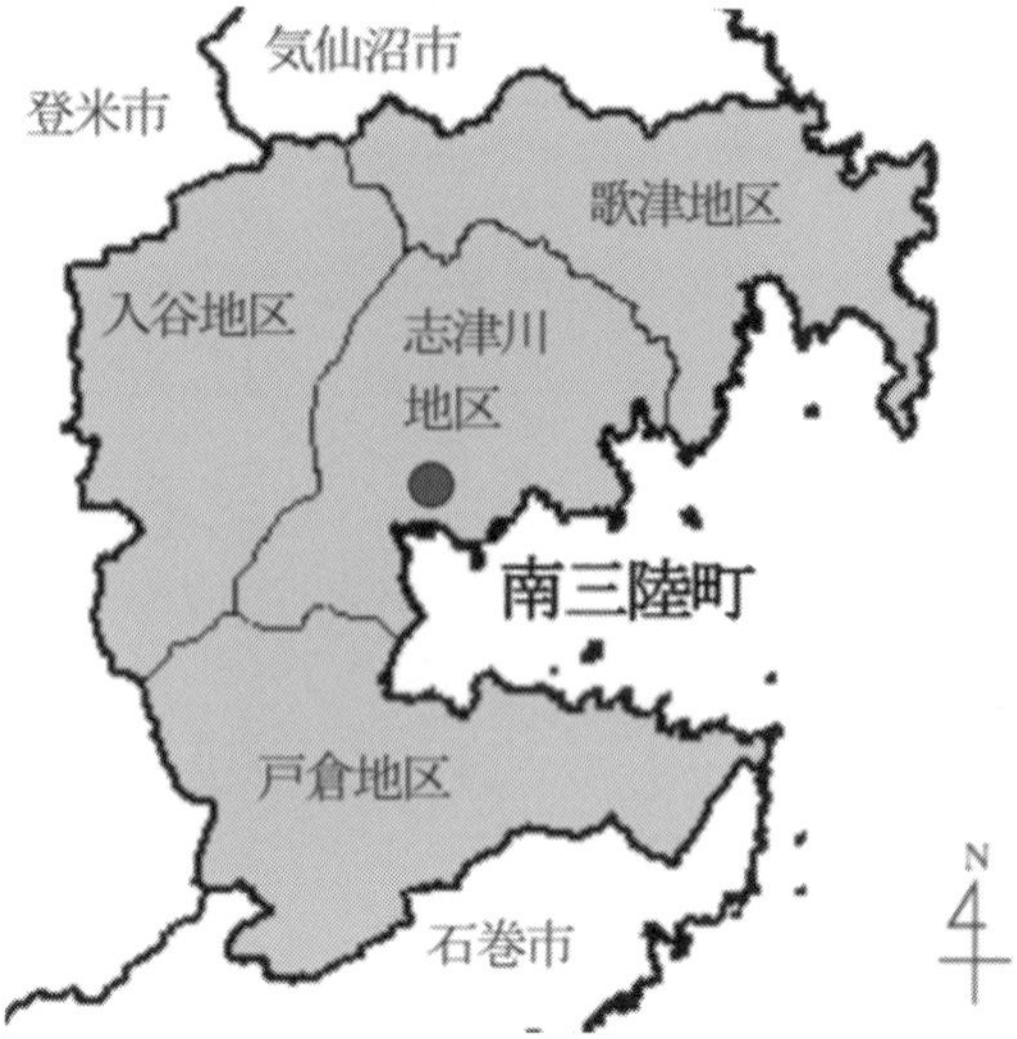

出所：南三陸町保健福祉課提供

3　南三陸町での活動

(1) 地理的特性と3・11直後の状況

南三陸町は、地理的には、宮城県沿岸北部の気仙沼市と石巻市の間に位置し、養殖業、水産加工業が盛んな三陸地方の典型的な町です。歌津、志津川、戸倉、入谷の4地区に分けられます（図表3-1）。

この町の入り組んだリアス式海岸は、過去に何度も津波の被害を受けてきました。3・11では、15メートルを超える大津波が、戸倉地区、志津川地区、歌津地区の中心部を襲い、町役場や保健センターをはじめ警察署、消防署、公立病院を流し去りました。

南三陸町のホームページによると、全体の犠牲者は、死者行方不明者831人、半壊以上の住宅

図表３-２　南三陸町の人口減少

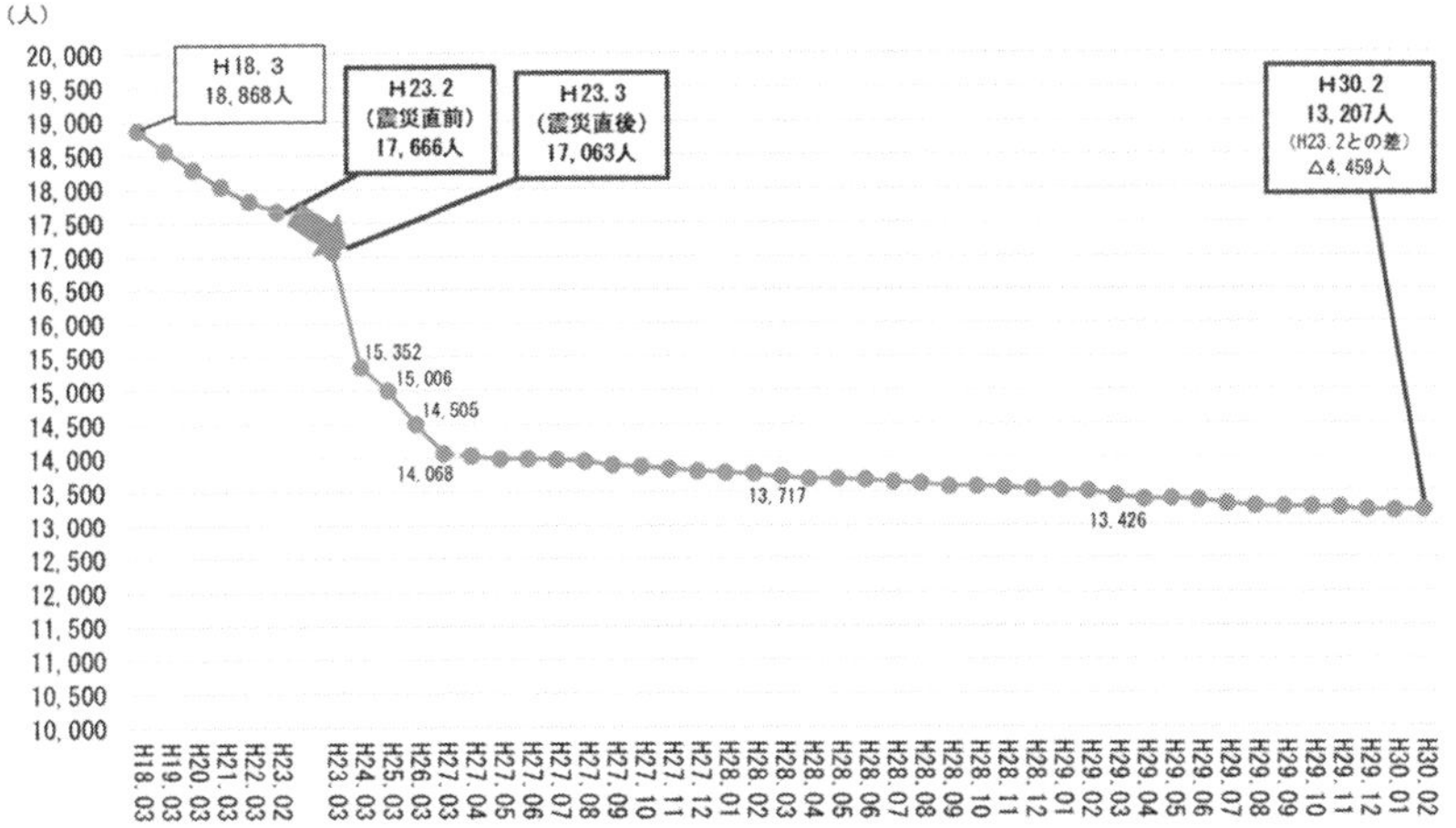

出所：南三陸町企画課編（2018）『東日本大震災からの復興～南三陸町の進捗状況～』南三陸町企画課、3頁

被害は約３３００戸（62％）にのぼりました。そして、町職員２４２人のうち防災庁舎に残った43名が犠牲になりました。[5] 保健師たちも家族や自宅を失いました。

２度の合併と人口減少の状況

南三陸町は、２００５（平成17）年の平成の合併では、志津川町と歌津町の２つの町が合併した町です。旧歌津町は、市町村制施行以降、１３０年どことも合併せずにきた町でしたが、旧志津川町は、昭和の合併で志津川、戸倉、入谷の３つ地区が、合併した町でした。

南三陸町の人口は、震災以前より減少傾向にありましたが、３・11で甚大な被害を受けたこと、これに伴って長期間にわたる仮設住宅での生活を余儀なくされたこと等により減少し続けていることがわかります（図表３－２）。

南三陸町のホームページによると、３・11前の２０１０（平成22）年国勢調査人口が1万７４２９人であったものが、２０１８（平成30）年12月現在では、1万２９８７人となりました。４地区別では、戸倉1万２９８７人、志津川５３２８人、入谷１９５２人、歌津４２８０人となり、２０１０（平成22）年度より４５００人近くの住民が減少しています。高齢化率は、33・２％（２０１７年度末）でした。

（2）発災直後から活動の立て直し

以下に紹介するのは、発災直後の避難所での活動から仮設住宅での保健師たちの活動です。２０１２（平成24）年12月のインタビュー時にリーダー保健師が語ったことから、地区担当制を導入して行くプロセスに焦点をあてて紹介します。

混乱状態の中で、外からの保健チームのサポートを受けてのリーダー保健師たちの学びと気づきが立ち直る契機となり、地域単位で住民と協働して地域保健活動をしたいとのねがいの源泉となったのではないかと思われます。

避難した避難所で

保健師たちは、高台にある指定避難所である志津川小学校に避難しました。ここで、発災当日から避難してきた800人ほどの住民の救護にあたりました。それから外部支援者が入る5日目までの保健師の活動は以下のようでした。

発災翌日には、道路は壊滅していたため山道を歩き安否確認にきた住民があったため避難者名簿づくりを始めました。3日目には、避難した住民たちとともに「清掃班、ゴミ処理班、給食班」などとの役割を決め避難所運営体制をつくりました。この日から、保健師は、対策本部、遺体安置所、支援物資置き場ともなったベイサイドアリーナにも移りました。5日目からベイサイドアリーナには、多数の外部支援チームが次々と入ってきました。この時から保健師たちには、外部支援チームの受付や診療の補助を行い公立志津川病院医師（後に医療統括医師に）と対策本部とをつなぐ役割が加わりました。

外部支援者と巡回診療の実施

保健師たちは、発災当日から続けてきた避難所での救護活動に加え、3月15日からは外からの医療チームの、19日からは岡山県心のケアチームの、避難所巡回にも同行し診療の補助を行いました。以下には、発災後3月15日〜4月19日まで入った外部支援者の状況を示します。

3月15日に最初に到着したのは、医療チームである国境なき医師団でした。17日に群馬県、18日に山梨県、宝塚市、長崎県の医療チームが、19日に愛知県、兵庫県、20日には神奈川県、香川県の医療チームと続きました。また、19日からは岡山県の心のケアチームが入りました。保健チームは、19日に香川県、高知県、20日に松山市、22日に熊本県、熊本市、24日に兵庫県のチームが入りました。

医療チームの支援は4月10日まで、心のケアチームは3月末まで継続されました。保健師チームによる支援は、避難所のすべてが閉鎖される10月まで継続されました。

このように、多くの支援チームが入るようになると、多数の被災者の避難所となっているベイサイドアリーナ内には、町の保健師の居場所がなくなってしまうという状況がでてきました。

地域担当制に基づく地域保健活動に向けて

①外部支援者によるサポートを受けて

・診療の補助からの解放

3月19日に入った高知県保健チームの保健師は、町の保健師の混乱状況をみて高知県保健所長にSOSを出しました。第2陣の保健所長は、志津川病院医師や管轄保健所である気仙沼保健所長に対して、自分は気仙沼保健所を支援する立場で、保健師の果たすべき役割を説明し、町保健師が全国から集まる支援チームの調整のリーダーシップをとれるように働きかけました。

これで、ようやく町の保健師は、巡回診療の補助から解放され支援チーム調整を主とすることができるようになったのです。

・活動拠点の確保

3月24日に入った兵庫県保健チームにより、関西広域連合[6]からのテントやテーブルが届き、これで、保健師は活動拠点を確保することができたのです。また、管轄の気仙沼保健所保健師が5月～6月末まで常駐してくれるようになり、町の保健師は、一緒に通常業務の立ち上げなどを計画して実行できるようになりました。

発災から極限状態にあった町保健師たちは、「テント」での新たな活動拠点で、ミーティングができるようになり、この場は、情報交換の場、学びあう場と気づきの場となっていったのです。

・地区担当制の導入

この後、町の保健師は、避難所と在宅者訪問調査などを依頼しました。派遣保健チームは、志津川、戸倉、入谷、歌津の4地区毎に、避難所を中心にして地区割をして地区担当者を決め調査を実施していきました。これに呼応して、町の保健師も地区担当制をとることにしたのです。

地区担当制をとる決め手となったのは、在宅者への訪問調査を終了する際の先述した高知県保健所長による「次にやることがみえないとみんな撤退してしまうよ。先をもっと見通してきちんと準備しておかないといけないよ」ということばでした。

以上のように外からの保健チームや管轄の気仙沼保健所から支援に入った佐藤純子さんのサポート[7]は、疲弊していた町の保健師たちを力づけてくれたのです。こうして町の保健師は、地区毎の調査結果の報告を受けて、要医療者への医療チームの派遣や要支援者への訪問看護の手配などの調整ができるようになっていきました。

②仮設住宅での活動で

8月31日には、仮設住宅が全戸（２１９５戸）完成し、被災者生活支援センターが立ち上がりました。そして、緊急雇用対策の一環として高齢者や要支援者の見守りを行う１４０名の住民が支援員として採用されました。

活動開始の当初、支援員は、基本的スキルの不足などから住民からのバッシングを受けることもありましたが、徐々に同じ被災者で、住民であるという立場を活かし、相談へのつなぎ役として役割を果たすようになっていきました。地区担当制をとった保健師は、６ヵ所のサテライトに配置された支援員から寄せられる相談のフォローワーとしての役割を果たして行きました。

（3）協働しての健康づくり計画策定プロセス

筆者は、インタビュー時に、地域住民と協働して地域保健活動を実施したいというリーダー保健師の願いを聞き、以下のことを理解しました。この町には、地域を単位とする地域保健活動を経験した保健師がおらず地域担当制を導入後の具体的展開に行き詰まっていたのです。そこで、筆者は、先にリーダー保健師の相談役となっていた水沼一子さん（元丸森町保健師）からの要請もあり、地域保健活動の実践を応援していくことにしたのです。

この時期、南三陸町では、第2次健康日本21計画（以下、健康づくり計画）の策定時期であることを知り、筆者は、水沼さんやリーダー保健師と話し合いの中でこの計画策定を媒体として、水沼さんを含めた退職保健師と教員からなる大学応援チームを作り応援することにしました。

チームでの応援は、2016（平成28）年3月末に健康づくり計画が完成するまでの3年間となりますが、筆者と町保健師たちの関わりは、準備期間も含めると5年間にわたりました。以下には、計画を策定するプロセスの概要を紹介します。

協働の体制づくり

まず、保健師自身のエンパワーメントのために、筆者と水沼さんは、3・11以前から実施してきた「公衆衛生管理者研修」[8]（宮城県から受託して宮城県看護協会が実施）のリーダー保健師に参加を勧めました。この研修の目的は、孤立しがちな管理職となる保健師らが支え合う仲間をつくること、参加者自身が公衆衛生看護管理者として抱える課題の解決を応援することにありました。

これまで、この研修に、南三陸町では3人の保健師が参加しています。最初に参加したリーダー保健師である工藤初子統括保健師が選択した課題は、3・11から職場を立て直し地域保健活動の実践ができるともに育ちあえる職場づくりでした。

リーダー保健師[9]は、筆者との話し合いの中で協働者は、町職員、保健福祉推進員（以下、推進員）、県保健所職員、大学教員、とすることにしました。

以下には、計画策定を協働して行くための体制をつくるプロセスを紹介します。

①協働者への働きかけ

リーダーの決断を聞いたスタッフからの今もアップアップなのに、これ以上仕事が増えるのではと危惧する意見もあるなか、リーダー保健師たちの決断はゆらがず、県保健所と推進員さんにも呼びかけ実施していくことにしたのです。

この時に、筆者が協働するにあたり、リーダー保健師に対して、上司に以下の2点を報告し、協働の方法として委託契約を結ぶことの承認を得られることを条件としました。

a　スタッフ保健師らとも計画策定の目的を共有し協働して行く体制をつくること

b　大学と計画策定を実践していく協働の方法として町事務職員の参加・協力を得て委託契約を結ぶこと

ここで、リーダーとスタッフ保健師は、団結し、見事にその条件をクリアし庁内での合意形成を果たしました。ここで、覚悟をきめたリーダー保健師は、以下の働きかけを開始していきます。[10]

・県保健所への働きかけ

当初、筆者が保健所はどのような役割を果たしてもらえるか質問したときに「会議に参加します」との回答を聞き、形だけの参加ではなく主体的な参加となるのは時間をかけて保健所に期待していることを理解してもらうことが必要と判断しました。

そこで、大学が参加する時の話し合いや学習会には、必ず保健所にも参加を呼びかけることにしてもらうことにしたのです。人事異動や担当者の交代を繰り返す中で、振り出しに戻りながらも、保健所内でも計画づくりへの参加の合意ができ、統括保健師、スタッフ保健師と栄養士、その上司である事務職の係長からなるチームでの参加が実現しました。

保健所の活動の変遷は、第5章でみて行きますが、『宮城の保健婦』には、1960（昭和35）年当時の三陸沖地震津波時の登米保健所による当時の志津川町への初動期の支援活動の光景が手にとるように描かれています。このような活動が展開できていた時期があったことをここで紹介しておきます。[11]

・推進員への働きかけ

リーダー保健師は、推進員さんへの働きかけを、地域担当するスタッフがすることにしました。スタッフとは、推進員さんと保健師たちが協働するために必要なこととして、（a）協働する推進員と顔の見える関係性を築くこと、（b）推進員と保健師とが共通の目的・目標をもつ必要があること、を確認し合いました。

その上で、協働者となった町職員、県保健所職員、大学応援チームとで、最初に具体的に取り組んだことは、保健師たちが協働したいと考えた推進員さんたちとの地区懇談会を開催することでした。地区担当保健師は、推進員さんを訪ね、計画策定の目的を伝え、策定した計画を協働のツールとして地域保健活動を実施していくことを呼びかけました。

②地区懇談会の実施

開催できた「地区懇談会」では、推進員さん自身の健康のことや近隣の人々の健康面で気になることなどを共有でき、この場は、推進員さんと住民の健康状態を把握できる場ともなりました。地区懇談会では、応援チームもファシリテートを手伝いながら必ず参加しましました。ここで、健康づくり計画策定に向けて地区住民（推進員）、町職員、保健所職員、大学応援チームの４者の協働者がそろいました。

協働しての計画策定のプロセス

こうしてスタートした協働しての計画策定の取り組みは、3・11で破壊された地域のつながりを再構築するプロセスともなっていきました。以下には、2014(平成26)年度に実施した計画策定のプロセスを整理したものを紹介します。

①招集した2つの部会での活動
・町全体の健康課題と地区別課題の共有
・計画の基本理念と基本方針、テーマの設定、具体的内容についての合意形成
・計画書の内容の決定

②2つの部会での計画案の決定

③計画案の策定段階での庁内外の関係者とのすり合わせと調整

④保健福祉審議会での審議

⑤パブリックコメント

⑥計画書の策定

⑦計画書の公表・周知

上記のプロセスで、4者の協働者（町保健師、地域住民、県保健所、大学チーム）の協働の場となったのは、以下に記す「招集した2つの部会」での活動です。

協働の実践部隊となった2つの部会の設置

図表3－3に、示したように、協働者が計画内容を検討していくチームとして課題別の3つの「作業部会」と4つの「地区部会」の2つの種類の部会を設置しました。

リーダー保健師のねがいを達成するための計画とするには、課題別の計画に加え、地域単位での地域保健活動を実践する媒体となる計画が必要と考えたのです。

そこで「作業部会」では、町全体の健康課題を、「地区部会」では、地区単位での健康課題や取り組みを話し合うことにしました。

この2つの部会には、地区担当保健師と地区の推進員さんとの話し合いにより、計画ができた段階で、地域で実際に協働したい人に呼びかけて行くことにしました。

結局、部会のメンバーは、推進員さんの他に、民生委員、町内会、ＮＰＯの代表等の地域住民の他、

図表3-3　作業部会、地区部会、事務局からなる合意形成・意思決定の場

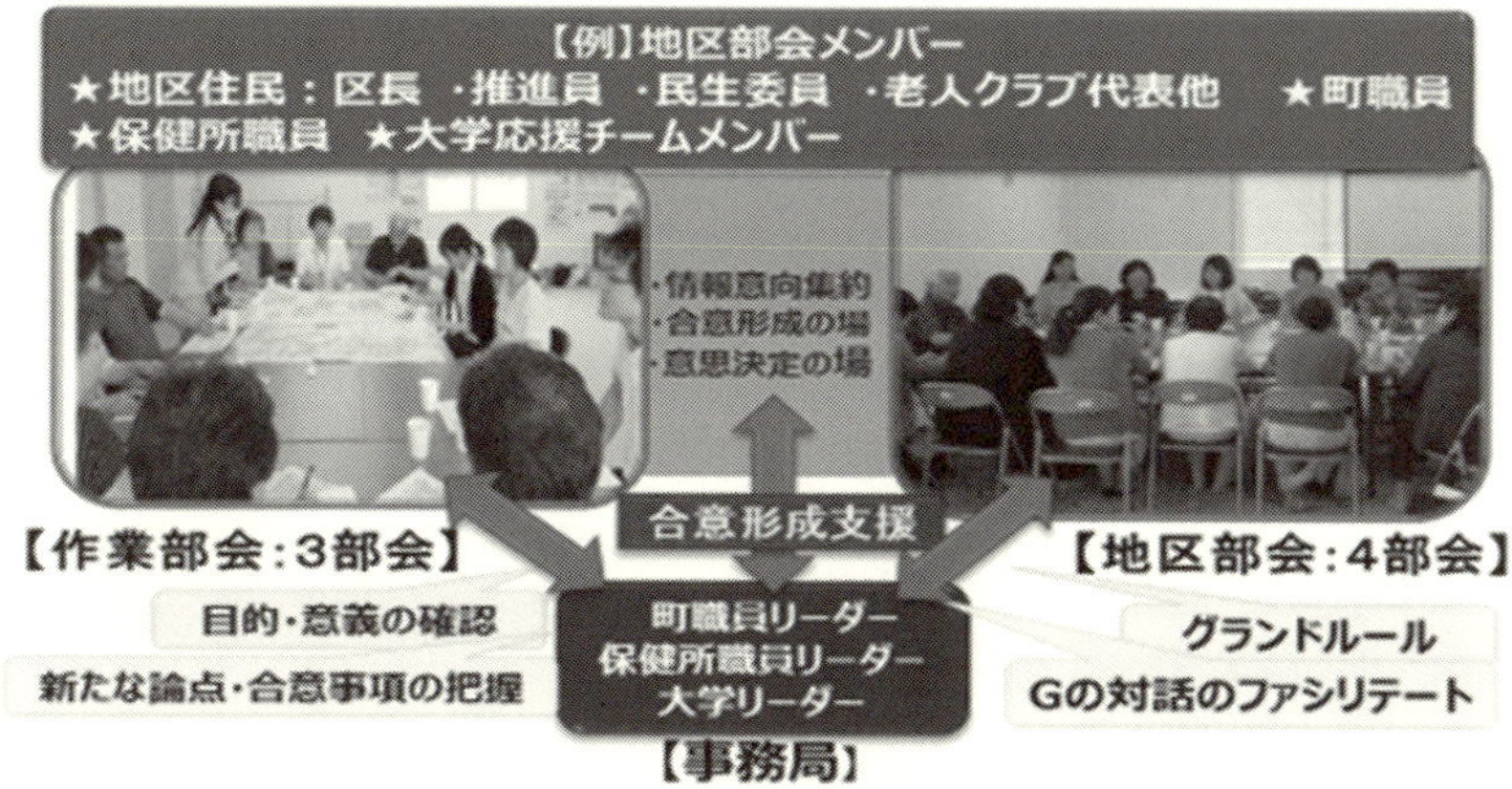

出所：筆者作成（学会発表時等でも活用）

福祉、介護保険、教育、商工会などの分野で活動する地域住民で構成される部会となりました。2つの場は、計画策定プロセスにおいて、計画策定の目的や理念、そして具体的な内容を決定するための合意形成の場としての役割を果たしました。

図表3-3には、2つ部会の他に事務局も示しています。事務局は、4者の協働者のリーダーで構成されます。事務局の役割は、計画策定の進捗管理と作業プロセスでの合意形成・意思決定を促進するために役割を担うことにしたものです。

基本理念の中のキーワードとして採用されたのは〝おでって〟（絆、助け合いの意）の語でした。さらに、部会に参加したメンバーのディスカッションで出された全体の思いを拾い上げ、計画の基本理念は、「こころもからだも健やかで　おでっ

図表３–４　計画のフレームワークと４者の協働者による計画策定チーム

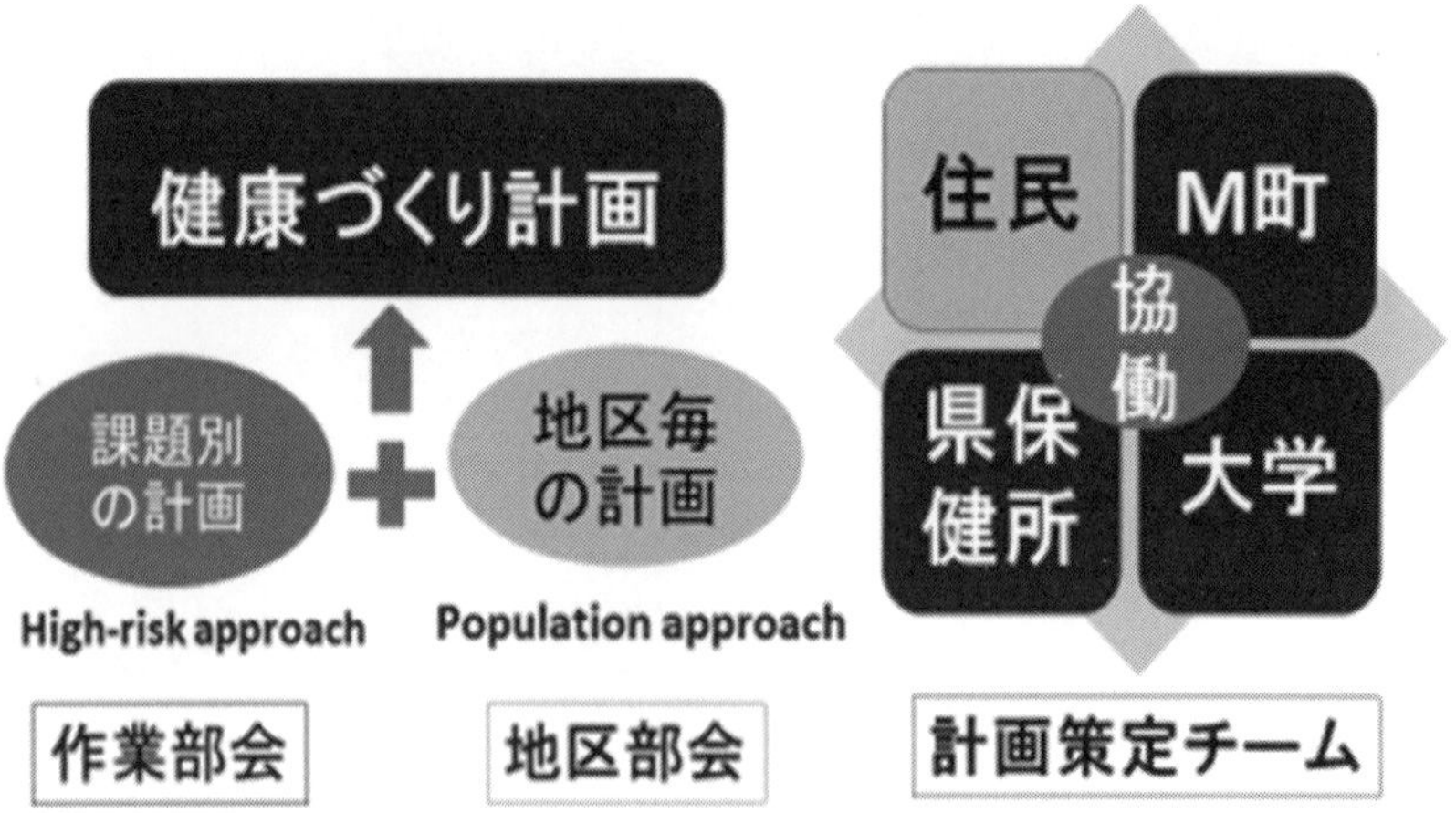

出所：筆者作成（学会発表時等でも活用）

て　えがお　あふれるまち　みなみさんりく」と決定したのです。[12]

図表３－４は、４者からなる計画策定チームと計画のフレームワークとを示したものです。策定した計画は、町全体の課題別の計画と地区毎の計画からなります。

(4) 計画策定の意義

健康づくり計画策定の意義は、津波被害で離散した地域でのソーシャル・キャピタルの再構築に向けての協働の組織化のプロセスとなったことであると考えます。

この計画策定の場とプロセスは、３・11で断ち切られた地域でのつながりを回復・再構築、つまり、推進員・民生委員・町内会を再組織化し、共有できる目的である新たな助け合いのしくみをつくり健康づくりを実践していくための協働の組織化のプロセスそのものであったのです。[13]

計画策定後、南三陸町では、計画策定に参加した住民を中心に「健康づくり隊」を発足させました。「健康づくり隊」は、地区毎の計画の実践部隊です。２０１８（平成30）年10月には、リーダー保健師である佐藤奈央子さんは、計画策定後の「健康づくり隊」との活動を、第77回日本公衆衛生学会シンポジウム「３・11後の東北３県沿岸部での保健活動の現状と課題～人口減少時代の保健活動のあり方を考える」においてシンポジストとして報告しました。[14]

また、以下の語りは、２０１９（平成31）年2月3日に開催された宮城県保健師連絡協議会の交流集会（筆者も助言者として参加）にて、リーダー保健師が行った報告内容ですが、健康づくり隊の活動の中での住民と保健師たちの相互作用が理解できます。

健康づくり隊に参加した住民は、もっと自分たちの活動を知ってほしいと思っていたのです。「自分たちでは限界がある。みんなで考えならできるといい。自分たちから発信していこう」と、みんなで意見を出し合って活動をしていきたいと考えるようになったのです。

保健師たちは、住民と一緒に活動することによって住民に期待されていることを実感でき、住民が主体的になっていく姿は、自分たちにとって心強い後押しになりました。そして、協働の難しさや負担感を感じつつも、一方で、楽しく、達成感を感じることができるようになっていったのです。

おわりに

この章では、3・11と自治体の合併との関連を見るために、平成の大合併により石巻市となった旧北上町、旧牡鹿町、南三陸町での活動を紹介してきました。

今井照は、石巻市を例として平成の大合併と東日本大震災との関連について、以下のような指摘をしていますので紹介しましょう。

「合併して大規模化した市町村では、周縁部の旧町村地域が津波被害によって孤立し、救援が遅れた。合併後の役場は、中心地の災害対応に追われ、周縁部まで目が行き届かなかったからです。対応は支所任せにされましたが、支所はかつての職員数に及ばず、集中化されて資材や権限もなくなっていた。このことは復興過程にも影響しています。」

明治期以降、宮城県沿岸部の市町村で繰り返されてきた市町村合併による大規模化・広域化や、度重なる津波被害は、地域の人々のつながりと共同性を破壊してきました。

しかし、この章で紹介した3つの地域での活動にみられるように、人々は、これらに屈服してしまうことなく、再び新しいつながりをつくり、共同性と自治を回復させるためにさまざまなとりくみをしてきたのです。３・11被災直後の旧北上町で見られた助け合いも、復興期に展開された旧牡鹿町の支援活動や、南三陸町で地域の人々と協働しての健康づくり活動も、こうしたとりくみのひとつといえます。津波被害によって一旦、切り離された人々が再びつながり助け合う、つまりソーシャル・キャピタルの再構築のプロセスと捉えることができます。

宮城県沿岸部の他の被災地においても、３・11の発災により孤立した多くの地区では、救援が入るまでの間、住民同士での助け合いの活動が展開されソーシャル・キャピタルは発災直後から機能していたことが報道されました。

この地域は、いずれも３・11以前から、人口減少と高齢化が進行している地域です。この地には古くから「おでって」ということばがあり使われてきました。人々が集う場がありこの場をつくろうとする者がいれば、ソーシャル・キャピタルを再び紡ぎ出すことができ、地域の人々も潜在的な能力を発揮できることがあちこちで確認できます。

このことは、たとえ合併や災害が起きたとしても、人々が生活する地域であれば必ず共同性と自治に向う活動が展開されることを教えてくれているものと思います。

南三陸町で実践した地域住民と保健師などの支援者が計画的に協働を組織化する活動を、筆者は、地域保健活動と呼びます。地域保健活動は、被災直後からの個人同士、個人と組織、組織間の交流をひろげ信頼や助け合いを生み出すソーシャル・キャピタルを再構築し、人々の生活の質well-beingを向上させ、住民自治を獲得する活動です。そして、災害サイクルの視点からみると、平時における地域保健活動は、災害時の備えとなる地域のセーフティネットをつくる活動であり、受援力を備える活動でもあると考えます。

３・11から9年目となりました。災害は、再び、遠からず、起こります。３・11を体験し大災害の時代に生きる者の責任として、第5章では、保健所や保健師の発展史に遡り、今後の地域保健活動のあり方や可能性を探っていきたいと思います。

注

1　幸田雅治（２０１３）「市町村合併による震災対応力への影響―石巻市にみる大震災と大合併―」『市町村合併による防災力空洞化　東日本大震災で露呈した弊害』ミネルヴァ書房、57頁。

2　幸田雅治（２０１３）「市町村合併による震災対応力への影響―石巻市にみる大震災と大合併―」『市町村合併による防災力空洞化　東日本大震災で露呈した弊害』ミネルヴァ書房、63―69頁。

3　東北大学大学院医学系研究科地域ケアシステム看護学分野編（２０１３）『平成24年度宮城県災害保健活動の連携事業報告書「東日本大震災の体験を、今に、未来につなぐ」』東北大学大学院医学系研究科地域ケアシステム看護学分野、１２１―１２３頁。プロジェクトリーダー・末永カツ子。この報告書は、宮城県からの委託事業として約１００人の保健師へのインタビューを実施した結果をまとめたもので、２０１３年4月に、宮城県下の県・町村の現役保健師に送付したものである。

4　日本看護協会保健婦部会宮城県支部編（１９７７）『宮城の保健婦』日本看護協会保健婦部会宮城県支部、１１４―１１５頁。「昭和39年当時、開催された全国衛生大会では、牡鹿町網地島の手ぬぐい1本運動や消化器疾患の減少などの活動事例が発表されている。旧牡鹿町は、昭和30年代後半まで石巻市に合併した旧北上町や旧雄勝町とともに、保健師未設置町村であったが石巻保健所保健師の支援を受け国保保健師が採用されている」

5　「防災対策庁舎の屋上に避難した人は54人。そのうち43人が死亡または行方不明になっている。奇跡的に助かったのは11人」山村武彦（２０１７）『南三陸町　屋上の円陣　防災対策庁舎からの無言の教訓』ぎょうせい、15頁。

6　「平成23年3月13日に関西広域連合委員会において発表した「東北地方太平洋沖地震支援対策にかかる関西広域連合からの緊急声明」に基づき、東日本大震災（東北地方太平洋沖地震）被災地への支援」に取り組んだ。主な支援内容は「被災地対策」、「支援物資等の提供」、「応援要員の派遣」、「避難生活等の受け入れ」であった。関西広域連合 http://www.kouiki-kansai.jp/koikirengo/jisijimu/bosai/taio/213.html。

7　この保健所のサポートが実現したのは、県として被災地保健所が被災自治体への支援強化をするために、保健所機能を喪失していた石巻保健所と気仙沼保健所に、管轄市町村を熟知している兼務辞令を出し、それぞれ１人のベテラン保健師を配置したからである。

8　２０１０（平成22）年より地域看護管理者研修として宮城県看護協会が実施、看護協会の一員として市町村保健師として管理職の経験を持つ保健師と大学教員とが協働して看護協会に提案し実施し、その必要性と成果を検証。２０１５（平成27）年からは、宮城県からの受託事業としての実施。これまで宮城県下の１００名近い管理期にある保健師が受講している。この研修の特徴は、県内の自治体の管理期にある保健師たちがファシリテーターとなって運営され、県内保健師の人材育成のネットワーク形成に寄与している。真渓淳子・末永カツ子・高橋香子・水沼一子・佐藤幸子・今野勇子「アクションラーニングを用いた保健師のリーダーシップ開発研修に関する考察」『東北大学医学部保健学科紀要』（２０１３）第22巻第1号、25頁―33頁。

9　本項でのリーダー保健師とは、この後人事異動により、計画策定年度には、工藤初子保健師から佐藤奈央子保健師に引き継がれるが、２人のことである。この２人は、所属を超えて力を合わせ協働しており、以後もリーダー保健師と表記していく。

10　本書、第５章の「協働知の提案」で述べる「協働の起点」になったのは、本項で述べたリーダー保健師であった。

11　日本看護協会保健婦部会宮城県支部編（１９７７）『宮城の保健婦』日本看護協会保健婦部会宮城県支部、１２７頁より「昭和35年の三陸沖地震津波による交通遮断のため、被災地となった志津川には、管轄の気仙沼保健所からの支援ができず、登米保健所保健婦が乗った公用車も含め、隣接の町村から『救援』の小旗をたてた小型トラックが連なり、連日、定員をオーバーし乗れるだけ乗り込み、チームを組み駈けつけ、早朝から帰宅は、夜の10時にもなった。保健所からは、ミルクやクレゾール等、在庫品をほとんど持ちだし急場を凌いでいった。水の引かない街の中では、『手を洗いましょう、生水は飲まないように』と広報し、避難場所となった志津川高校では、下痢している人はいないか、県厚生応援隊はどうかと巡回した」

12　南三陸町保健福祉課健康増進係（２０１６）『２０１６～２０２５年度　南三陸町第２期健康づくり計画　こころもからだも健やかで　おでって　えがお　あふれるまち　みなみさんりく』南三陸町保健福祉課健康増進係。

13　ここまでの計画経過については、南三陸町・気仙沼保健所・大学応援チームのメンバーで２０１５（平成27）～２０１７（平成29）年度の日本公衆衛生学会にて発表した。南三陸町における協働の健康づくり計画策定―２０１５年―１報：住民協働の地区活動を目指して、２報：「外の支援者」の役割、３報―健康意識調査より、４報：ヒアリング調査等より、２０１６―５報：２つの主体形成のプロセス、２０１６―６報：住民の主体化プロセスでの体験、２０１７―７報：保健所保健師の役割について（佐藤奈央子、佐々木美津恵、水沼一子、佐藤純子、工藤初恵、高橋宏子、栗本鮎美、相田佳恵、高橋香子、手塚有希子、渡部和馬、押切美佳、末永カツ子）。

14　佐藤奈央子（２０１８）「住民と協働して策定した計画をツールとする健康づくり活動の取り組み」『第77回日

本公衆衛生学会総会抄録集』139頁。このシンポジウムの状況は『週刊保健衛生ニュース』（社会保険実務研究所）2018年11月26日発行・第1986号に掲載。

第4章

地域の保健師の活動——平成の大合併に関わって

元登米市役所保健師
佐藤幸子

1　合併前の町の様子――市町村保健師活動

(1) はじめに

私は1970(昭和45)年、宮城県石巻市役所に就職、石巻工業港の背後地、市内の湊地区、牡鹿半島の小積浜地区、田代島の二斗田地区を担当、1978(昭和53)年2月まで、農村、漁村、都市部と住民の暮らしを知ることができ、学ぶことが山ほどありました。また素晴らしい先輩保健師にも出会え、先輩保健師の仲間と月1回の自主学習会、そして先輩のようになりたくて同級生同士で「ワロンの会」を作り「乳幼児の精神発達の心理学」の読書会をし、学び、語り合いました。

1978(昭和53)年3月からは嫁ぎ先の近隣にあった登米郡南方町役場に入職、南方町はこれまでの担当地区人口より少ない9900人の町でした。このときより保健師は3名になり、住民の顔が見えるいい仕事ができるのではないかと、嬉しくなったことを思い出します。その後、保健師は5名に増員、訪問看護師1名、栄養士1名、歯科衛生士1名となりました。

2002(平成14)年12月からは近隣市町村との合併協議のため、保健分科会委員として協議を重ねながら南方町新庁舎建設に合わせて併設する、子育てサポートセンターの準備を上司とともに進めました。

そして2005(平成17)年4月、合併により南方町は登米市となり、登米市市民生活部健康推進課勤務となりました。新生登米市をつくる3年間で多くの仲間とともに、何もないところから「健康日本21登米市計画・食育推進計画」の策定等を行いました。

その後に定年退職し２００８（平成20）年４月から５年間は、登米市社会福祉協議会南方福祉作業所あやめ園（通所作業所）で、障害者が地域とともに歩めるようにと障害者福祉事業に従事しました。この間に２０１１（平成23）年３月11日の東日本大震災を経験することになりました。

そのような中から地域の保健師の活動を合併前、合併後を合わせて考えてみたいと思います。

南方町の紹介

昭和の大合併の時は１９５３（昭和28）年９月「町村合併促進法」が公布され、南方町の前身である旧南方村を含む６町村の合併が示されましたが、村内の協議では「全町民が協力し、自治の向上と村の発展に努力する」と誓い、単独村として歩む道を選択したのでした。そして１９６４（昭和39）年、町制が施行され南方町となりました。

南方町の概況（２００２年）は、面積40・26平方キロメートル、人口９５８２人、世帯数２３９８世帯、65歳以上人口２３６２人（全人口の24・７％）、出生数73人、死亡数92人、米と仙台牛の生産地として名高い町。幼稚園３園、小学校３校、中学校１校、公民館３館。全28行政区に集会所があり、健康なまちづくりや諸活動の集会場所となっていました。保健福祉課スタッフは課長、課長補佐、衛生係２名、保健指導係（保健師５名、歯科衛生士、訪問看護師、栄養士）８名で構成されていました。

そして平成の大合併の時、２００３（平成15）年4月に9町（南方町、迫町、登米町、中田町、東和町、豊里町、米山町、石越町、津山町）による合併協議会（法定）が発足、２００５（平成17）年4月に9町が合併し登米市となりました。

東日本大震災で隣町としての関わり

合併した登米市は津波の大きな被害を受けた南三陸町の内陸部に隣接しています。当時、私は障害者福祉事業従事と宮城県看護協会副会長の任務にあり、宮城県看護協会の災害支援として東松島市の健康調査等に関わり、宮城県看護協会災害支援コーディネイターとともに気仙沼保健所・南三陸町に出向き状況把握を行い、南三陸町仮設住宅入居者等健康支援事業の開始に至りました。

（2）保健師を支える地域の仕組みと活動—南方町の場合

多様な組織の取り組み

各組織は地域住民の参加を前提とし、行政、保健、医療関係者も巻き込み活動するのが特徴でした。

①公衆衛生組合—行政区単位に設置

公衆衛生思想の普及向上を図り、快適で文化的な生活環境を推進するために、資源分別回収、害虫駆除対策、地域住民成人健診の受検勧奨と健診票の配付など行っていました。組合長、環境部長、母子衛生部長の三つの役職があり、母子衛生部長は後述する母子保健推進員と兼務です。

②保健事業推進会議

町民に保健事業実績と次年度計画を提示するとともに医師団の意見も加え、住民の健康づくり活動に反映させ、保健事業の推進を図りました。構成は医師（校医、健診医）、歯科医師（校医、健診医）、町長、教育長、教育次長、町民課長、保健福祉課長、保健福祉課職員。年度末に開催しました。

③健康なまちづくり推進会議

２００１（平成13）年３月、すべての町民が健やかに生活できるまちづくりを目指し、健康づくり運動を企画、推進するため、関係する機関、団体等の積極的な参加協力を得ながら設置されました。町長委嘱の21名で構成。登米保健所長、町内医師、歯科医師、ＪＡ支店長、ＪＡ女性部長、ＪＡいずみ会長、商工会長、小学校長、中学校長、体育指導員、公衆衛生組合連合会長、母子保健推進員、食生活改善推進員、老人クラブ連合会長、婦人会長、ボランティア会長、社会福祉協議会会長、保育所保護者、町ＰＴＡ連絡協議会長、中学校ＰＴＡ会長、体育協会長など多彩な顔触れに委嘱されました。

また南方町「健康日本21南方町計画」策定では三部門で９回延べ90名が話し合いを持ち、母子保健関連では15回延べ１０５名、青壮年保健関連では５回延べ36名、高齢者保健関連では10回延べ２０５名が参加する話し合いも行いました。さらに障害者関連では２回延べ30名、「こんな暮らしのできる町（区）だったらいいなぁ」の話し合いは34回延べ３７６名、合計46回延べ５０５名が参加しました。そして様々な討論を重ねたことで、町民がつくる町民が主役の健康なまちづくり「もっこりにこにこ健康プラン」（健康日本21南方町計画）が２００３（平成15）年3月に策定されたのです。

④母子保健推進員会議―保健師と母子保健推進員の協働活動

母子保健法の理念に基づき母性及び乳幼児の健康の保持増進を図るため、母子保健推進員が置かれました。1行政区1名で町長と公衆衛生組合連会長の委嘱です。職務として推進員は地域住民に密着した、きめ細かな母子保健施策の推進を図るため、母子保健推進員設置要綱に明記された次の職務を行いました。（1）母性及び乳幼児の保健に関する問題点の把握。（2）妊娠の早期診断及び届け出の勧奨。（3）保健所または町が実施する健康診査、保健指導の受診の勧奨。（4）各種母子保健施策の紹介。（5）健康教室の開催。（6）前各号に掲げるものの他、母と子の健康に関し指導助言を行う。

さらに成人保健活動についても受検勧奨から始まり、事後指導、食生活改善企画などにも取り組みました。

保健師の役割は予防活動と考えると、母子保健活動を丁寧に進めることは精神保健事業の第1次予防になっている、と多くの仲間と共有化ができたこと、そして実践できたことが嬉しく、保健師と母子保健推進員の協働活動は私にとっても大きな収穫でした。

⑤食生活改善推進員活動

子どもから高齢者まで健全な食生活を実践することのできる食育活動に取り組み、健康づくりの輪が地域全体に広がっていくことを目指すため活動は行われました。具体的には各区での子ども料理教室、生活習慣病予防等の調理実習、大豆等の伝達講習、母と子の料理教室、シルバーエイジ調理実習、男のクッキング教室、食生活改善フォーラム、食の安全と健康を考えるフォーラムなどを実施しました。

当事者による取り組み

①精神障害者患者会

１９７８（昭和53）年頃、精神障害者は保健所の精神保健相談を活用しており、当時は症状がひどくなってからの相談もあり、他町でも同様の状況にありました。このことから精神障害者にとって身近で直ぐに相談ができる場所の確保をするため、南方町での精神保健相談を県費用により１９８９（平成元）年度から１９９０（平成22）年度まで実施しました。

しかし保健所から南方町にだけ県費を使うことはできないと通達があり、１９９１（平成３）年度からは町費で月１回の精神保健相談を開始することになりました。そして精神障害者の置かれている現状を把握し、対策に生かしていくため、精神障害者とその家族に困っていること、悩んでいること、考えていることなどを家庭訪問を行い伺うことにしました。全保健師による精神障害者の全数訪問が実施されたのです。

その際、当事者から出た言葉は「自分が生まれ育ったこの町で暮らしたい」「家族がいるからここで暮らしたい」「入院したいと思ったがヘルパーさんが来てくれるからこのままでいい」という至極当然のことばかりでした。

そのような経緯を辿った後、1991（平成3）年12月に精神障害者患者会（当事者の会）は結成されました。

②精神障害者家族会
全数訪問で家族は「よく来てくれた」「誰にも相談できなかった。そのうち悪くなってしまった」「作業所が欲しい」さらには「家族会が必要」ということを語り、1992（平成4）年3月には実際に精神障害者家族会が結成されました。

家族会の結成については当初、町長名で各所にその通知を行いましたが、家族の方々から「今、自分たちがやらなければならない」と結成に至ったので、その後は家族会の会長名で通知するようになりました。また家族会と町長との話し合いも行われるようになり「家にだけいるのではなく、外に出て仕事が少しでもできるところが必要」など意見が交わされました。そして1992（平成4）年10月に精神障害者小規模作業所が開所に至ります。

作業所は町の中心部に位置し、中学校や給食センターの隣りにあり、開所式には近隣住民も招かれたので、それ以降は作業所の人と近隣の人が声をかけ合ったり、一緒にお茶を飲んだりもしました。さらに作業所が行ったクリスマス会、芋煮会に近所の人を招いたときは「声をかけてもらって嬉しい」と多くの人が参加しています。その後、作業所は中学生の総合実習場所になったりもしました。

作業所は開設にあたり周囲の誰ひとり反対する人もなく、活動や行事についても多くの住民の方の支援を頂くことが続いたのです。

③精神保健ボランテイア講座の実施
「内科、外科の病気と同じように早く治療に結び付けば治りやすい」「治る病気として地域住民が理解を深めれば、障害者も健やかに生活できるまちづくりになる」という願いから、1997（平成9）年から精神障害者に対する理解を深め、偏見を取り除き、誰もが安心して暮らせる地域を目指すため、精神保健ボランテイア講座を南方町が開催しました。その際には精神保健相談医の助言と協力がとても力強いものでした。また講座には作業所のボランテイアも来ており、同じく来ていた作業所の通所者に声がけなどをして、通所者が素敵な表情になっているのが印象的でした。

④かぼちゃの会（乳腺術後者の会）
「乳腺術後者の会はないの？」という声が町の中から上がったことで、保健師が乳腺術後者に話を伺ったところ「ひとりで悩むよりみんなで話し合えば、悩みを半減できるのではないか。もう少し楽し

く暮らせるのではないか」という意見があり、私たち保健師は乳腺術後者が集う必要性を感じ取ることができました。

その後、乳腺術後者の集まりを重ねた結果、乳腺術後者の健康維持や増進、家族が行う健康管理を狙いとし、1994（平成6）年4月に乳腺術後者の集まり「かぼちゃの会」は結成されました。会の活動は会員の自主的な話し合いにより進められ、町が実施する乳がん検診、子宮がん検診、総合検診等の受検啓蒙を健康まつりなどで実施しました。

そして2004（平成16）年12月には南方町「かぼちゃの会」創立10周年記念文集を町長、登米保健所長、元登米保健所長さんからも寄稿いただき発行に至りました。

2　合併後の状況

(1) 合併経過と協議

合併のはじまり

2002（平成14）年12月に合併協議会（任意）が設立し、2003（平成15）年4月に合併協議会（法定）が発足、2005（平成17）年4月に南方町を含む9町が合併し登米市になりました。

保健事業全体の協議は保健分科会で行うことになり、2002（平成14）年12月9日から第1回の保健分科会が開かれ、約2年4か月余りの協議の中で検討項目約200の協議を行いました。分科会の委員は各町より1名で課長補佐、係長クラスの職員が担当し、構成は保健師5名、栄養士2名、事務職2名で進められました。

合併協議で大切にしたことは、協議する中で南方町が行ってきた事業が削除されることも懸念されるので、南方町の健康なまちづくり事業を低下させないようにすることでした。そして1回目の協議で「サービスの低下にならないようにする」ことを話し合いのスタンスとすることが保健分科会の全員で確認をしました。しかし健康なまちづくりの考え方、さらにそれぞれの職場（町）での討論不足などを感じ、合併の合意形成に至るまでは問題が山積みでした。

結局、各々の町だけが展開していた事業は、多数決で必要性なしとされることがあり、その度に話を戻すことがありました。何のために、狙いをどこに置いてその町が事業をしているのか、他町には分かりにくいものもあり、いろいろと考えさせられる協議でした。

また協議が始まると私は「南方町の健康なまちづくり事業を守らねば」という思いから、心身ともに疲労度の高い時間が半年くらい続きました。他町の委員に聞いてみるとそれは同様でした。

保健分科会で協議を重ねていく中で、自分の行ってきたことを通したい思いから、物凄い討論になったり、慌てることもありました。それは自分の仕事への考え方、価値観を試されたという時間でもありました。しかし「新生登米市をつくるんだ」と心を入れ替えなければならないときでもあり、それに伴う活発な話し合いは、これまでに経験したことのない有意義ものでした。本気になって取り組んだというのが正直なところでした。

合併前後の保健活動と配置状況

図表4－1、2は合併前後の保健師の活動と配置状況の変化を示したものです。

図表4－1には保健活動（事業）が減少されていることが示されており、3事業は合併後に廃止となっています。町内からの参加者も合併前と比べると合併後は45％にまで減少しています。

図表4－2が示すところは、全市的にみると保健師1人当たりの人口は2178人から2176人へとほぼ変化がなかったことです。しかし保健師が本庁や福祉事務所へ10名再配置され、各支所配置数合計は12人減員となりました。その結果、現場（支所）を担当する保健師1人当たりの人口は、2935人と1・3倍に増加、これは業務の「集中と分散」という平成の大合併の合理化理念の到達点でありますが、図表4－1が示すように個別事業が惨憺たる有様になっていることを問わねばなりません。

尚、合併後に新設された南方総合支所の人員は課長、保健師3名、栄養士1名、事務員となりましたが、町内が分かる保健師、栄養士が配置されなかったので、住民と保健師、栄養士の関係は離れたものになってしまいました。唯一、総合支所長が町内出身者で救われましたが、住民だけでなく新たに配置された保健師、栄養士も非常に困っただろうと思ったものです。

図表4-1　旧南方町母子保健推進員地区活動

事項	1999年度 合併前	2005年度 合併後
結婚おめでとう訪問	16人	廃止
妊婦訪問	105人	52人
赤ちゃん訪問	55人	54人
健康教室	45回	17回
調理実習	34回	19回
母と子の料理教室	20回	廃止
ボカシ（肥料）つくり	6回	廃止
参加人数（延べ）	1617人	722人

出所：「平成11年　南方町保健事業統計」「平成17年　登米市保健事業統計」より筆者作成

図表4-2　保健師の配置状況（単位：人）

市町村名	2004年 合併前 保健師数	2005年 合併 保健師数	20011年 保健師数	20015年 保健師数	2005年3月末 各市町村の人口 （保健師1人当たり）	2016年3月末 各市町村の人口 （保健師1人当たり）
南方町	5	3	3	2	9,393（1,878）	8,794（2,931）
追町	9	6	7	6	22,413（2,490）	21,148（3,524）
登米町	3	2	2	2	5,874（1,957）	4,983（2,464）
中田町	6	4	4	5	16,932（2,822）	15,916（3,183）
東和町	4	3	3	3	8,306（2,076）	6,759（2,253）
豊里町	3	3	3	3	7,326（2,442）	6,784（2,261）
米山町	5	4	4	4	11,011（2,202）	9,611（2,402）
石越町	3	2	2	2	6,030（2,010）	5,160（2,580）
津山町	4	2	2	2	4,193（1,048）	3,551（1,775）
登米市・本庁 健康推進課		5	4	3		
保健事業以外						
児童福祉		1	1	2		
長寿福祉		1	1	1		
障害福祉		2	2	1		
介護保険課		1				
次・課長 地域連携		1	1	3		
計	42	40	39	39	91,478（2,178）	82706（2,176）

出所：登米市広報より筆者作成

様々な事業について

①やる気・元気・いきいき登米事業

高齢者のある介護予防事業が1町しか実施していないので、登米市として実施しないという方向になったときがありました。しかし高齢者は元気であり続けて欲しいという思いから、その介護予防事業の方針や考え方を打ち出し実践すべきだと、意見を戦わせたたことがありました。２００３（平成15）年のことです。凄い話し合いでした。それが「やる気・元気・いきいき登米事業」であり、現在の「元気応援コンシェルジュ事業」に繋がっています。

②二十歳の健診

南方町では成人検診の中に「二十歳の健診」を実施してきました。これは保健課全職員が自費で研修を計画し、宿泊先での夕食時に「二十歳の健診は必要だ」とみんなで討論をし実施してきたものでした。そして課長を含めた保健課の全職員が自信を持って進めてきたものだったのです。ところが他の8町は実施しておらず、どんなに目的や狙いを伝え、ようやく理解してもらっても「お金がない」「予算が取れない」という返答しかありませんでした。私は南方町の全保健課職員のあの思いを通すことが出来なかったことで落ち込みました。

③精神保健入門講座

保健事業について合併する9町が真剣に話し合いをしたことは評価できました。他町がそれぞれの事業の必要性や狙いをどこに置いてるかを知ることができたり、南方町で行った活動や事業の再確認ができました。そして話し合いの内容が新生登米市が保健事業を選別する際の大きな資料にもなりました。

本来このような討論は保健所が主導するものであり、討論をすることにより保健師は公衆衛生の考えを深めていくことになります。そのことがなかったことにより、登米市は精神保健に関する講座を事業として行う方向だったのですが、協議では講座が全員にイメージされにくく、しかも合併する9町の中で同様の講座を行っていたのが2町のみだったため、共有化に時間がかかりました。

しかし最終的には「すべての人が障害があってもなくても安心して地域で暮らしていけるように」という事業の狙いを確認し合い、精神保健入門講座は合併してから半年後、精神障害や病気に対する正しい理解の浸透、市民が精神障害者を自然に支え合える体制づくりの一環などとして、市内3支所で実施することになりました。

当時は合併したばかりで担当する保健師も少なくなり、業務も落ち着かない状況でありましたが、まず2支所において4回コースで講座は開催。1カ所は21名が参加し、そのうち3回以上出席は15名（全参加者の71・4％）と、意欲的に参加する姿が見られました。また参加者に小規模作業所でのボランティアを募ったところ7名の希望があり、実際に4名の方が参加しました。尚、講座を開催したもう1カ所は人数制限をしなかったため50名もの申し込みがありました。

協議中に思ったこと

「合併する各町の特徴や特性等を平均化していくことが、果たして町民の幸せに繋がるのだろうか」「今まで町民の顔が見えていたのに、合併したら見えなくなるのではないか」などの不安が合併する前は大きくなっていきました。それは「南方町の方向性は間違ってなかった」という思いから出たものでした。だから「このまま南方町は合併しなければいい。そうすれば町民とともに町民が主役の健康なまちづくりが引き続きできる」と思ったりもしました。

(2) 合併後の課題

「地区担当制」の再評価

① 「地区担当」での経験—保健師業務の基本

かつての石巻市での大先輩保健師、南方町の大先輩保健師の方々は地域をよく把握しており、何かことが起こると地区のどなたに話せばいいか等、地区組織の方々をよくご存じでした。だから困ったことがあり相談をすると「ほら保健活動推進員の○○さんは、長く住んでいる人だから話してみるといいよ」とか「その地区に行ったら先に保健活動推進員さんに挨拶をしてから」と言って大きな力となってくれました。そういうことがあり私は保健師活動は住んでいる人そのものの生活を見つめての活動なんだと感じたのです。かつて保健所の保健師がとある家庭に何回か訪問に行ったのに断られたというケースがあったのですが、町の保健師が訪問をしたところ、一転して会うことができて目的を達成したということもありました。

②「地区担当制」の現状と評価

地区担当は少なくとも5年くらいは活動を継続することが必要と考えます。

東日本大震災で各地区から広域避難所に被災してきた人々の顔を知る保健師の存在は多くの人々を励ますことになりました。被災地区と家族の情報を持つ保健師の力は大きいものでした。

２０１３（平成25）年度から登米市の保健師は担当地区を引き継ぐ必要性から「地区ノート」の作成、地区のキーパーソンとの結びつきを大切にする活動を意識的に取り入れています。

保健師が地域住民とともに健康なまちづくりに取り組もうとするときには、その地域の健康課題や地域の繋がり、地域資源等の把握が必要となります。担当地区を決めて保健活動を行えば地域住民の健康課題を把握でき、必要な健康支援を行うことが可能となるし、他職種連携が必要であれば進めることも可能になるということです。

しかし家庭訪問など地域住民の生活の場に入った活動を通して健康課題を把握し、行政の幅広い施策や地区組織活動などに繋げることと考える保健師活動は、個別援助活動と地域全体を見る目の両方の価値を担保することが保健師の専門性と考えますが、なかなか難しい現状ではないかと気になるところです。

厚生労働省の２０１３（平成25）年「地域における保健師の保健活動について」では、「地区担当制の推進」と「統括的な役割を担う保健師」が明記されていますが、保健師増については指示がありません。住民一人一人が自分らしい生き方を選べるよう支え続け、保健師が自信を持ち、どのような変化にも対応できるように保健師の増員を進めていく必要があります。

保健所の見方と関わり

①従来の保健所との関係

１９７０年～８０年代は3歳児健診を保健所が町の保健師とともに進めました。保健所の保健師は3歳児健診で町に来ていたときは、町の健康状況の把握については、町保健師との情報交換や保健事業統計から十分に把握できていたと思えます。また結核患者などが発見されると訪問調査は保健所保健師が主体でした。

各町担当の保健所保健師が精神障害者の家庭訪問も1例担当していました。しかし私はその家庭訪問を受けていた当事者の方から「どうして俺だけ保健師さんが代わるんだ。町の保健師さんがいいんだ」と話されたことがありました。人事異動のため2年くらいで担当保健師が代わるので、同じことを聞かれるし嫌だというのです。

しかしながら、そういうこともありましたが保健所主催で保健師、栄養士を対象とした定例会が月1回あり、課題について話し合うこともできていました。先輩保健師の方々との意見交換から、これから自分は保健師としてどうありたいかを考えるいい機会でした。そして自分の町の健康課題を少し広い視野をもって考えることができました。また時に若い保健師がいると「育てなくちゃ」という思いがみんなの心にあり、多くの保健師がプリセプター（経験のある先輩看護職員）のようだったと感じていました。定例会は保健師、栄養士がともに考え、育ち合う、人材育成の機会だと思います。

②保健師数と活動の変化

南方町は保健師2名在職、1978（昭和53）年3月と9月に各1名増となり、4名の保健師で活動しました。ここでは看護師の役割であった予防接種もあり、戸惑うこともありましたが、個人接種になるまでしばらくは保健師の業務のひとつでした。

住民の健康づくり活動においては、町が主体的に取り組む方向に向かっていたため、1994（平成6）年1名、1999（平成11）年1名と保健師の増員が認められ、人口が1万人足らずの町に1996（平成8）年には保健師5名になり、栄養士、歯科衛生士、訪問看護師の8名での活動を展開するようになりました。そのことで寝たきりの方のみならず多くの住民の顔が見えるようになり、大雨が降ればどこの家が心配ということも分かるようになり、予防対策が立てられるようになりました。

しかし、この頃から保健所からの直接支援はほとんどなくなり、会議等で保健所長がおいでになるくらいで、保健所は各町の健康課題が見えるのだろうかと思ったものです。

第5章

公衆衛生の再生を
——地域保健活動の実践

福島県立医科大学教授
末永カツ子

はじめに

3・11では、公衆衛生とその実践活動である地域保健活動のあり方が問われました。本章では、保健師の萌芽と保健所の設置及び地域保健活動の原点に遡り、それぞれの時代背景や活動の特徴を明らかにしつつ今後の地域保健活動の方向性を探っていきます。

3・11の発災当時、伊藤さん（第1章）と臼井さん（第4章）は、石巻市と宮城県東部保健福祉事務所（以下、石巻保健所）の統括保健師として、佐藤さん（第2章）は、宮城県看護協会副会長として震災対応にあたりました。

石巻市中心部にあった伊藤さんと臼井さんの活動拠点（市役所庁舎、県合同庁舎）は、浸水・水没し、帰宅できなくなった職員と、避難してきた近隣の市民とが、ともに庁舎に閉じ込められました。この状況の中で石巻市と石巻保健所の保健師たちの支援活動は、避難所となった石巻市の中心部にあった庁舎内で開始されたのです。

発災時に県外にいた伊藤さんは、3日目に自宅に戻れ、浸水した市役所でスタッフに合流できたのは5日目でした。石巻市の保健師活動は、避難所での救護活動から始まり、仮設住宅へ移行した段階では、入居者への訪問調査を実施し、地域の支援者（ボランティア）を組織化し支援活動を展開しました。

臼井さんが水没した庁舎から自衛隊のボートで脱出し、被害状況を県庁に報告できたのは4日目でした。公用車やガソリン、通信機器等の確保や回復に時間を要し、管轄の2市1町（石巻市、東松島市、女川町）への支援活動を開始できたのは8日目でした。すでに各市町には、県外の保健師チームや自衛隊からの支援が入っており、保健所の初動の遅れを指摘されました。この時、臼井さんは、業務担当制では市町支援ができないと判断し、管轄市町の情報を把握できるように保健師を市町担当制にしてその後の市町の支援活動を行っていきました。

1　保健師・保健所の発展史

こうした3・11に展開された保健所と基礎自治体に配置された保健師とによる重層的な地域保健活動は、保健所が設置されて以来、継続されてきたものでした。

(1) 保健師の萌芽

わが国の保健師の萌芽は、公的な対策がない明治期の宗教家や篤志家による慈善的活動にありました。これは、農村の凶作や都市の産業化の進行の中で生じた貧困・生活問題、高い結核死亡率や乳幼児死亡率などの健康問題に対応しての活動でした。

保健婦の名称がはじめて用いられたのは、１９２６（大正15）年の「小児保健所の設置に関する件」（衛生局長通知）の中で、乳幼児の訪問活動をする専門職名としてでした。[1] ここでは、保健師は、一定の地域を管轄しその生活の場にアウトリーチする方法をとり、地域の人々の抱える問題を丸ごと受け止めていく活動を展開しました。[2] 最初に採用された保健婦は女子大学でソーシャルワーク（社会事業）を学び、卒業後1カ月の小児看護の特訓を受けた者でした。[3] 活動の内容は、ソーシャルオーガニゼーションを包含するソーシャルワークで、アメリカの公衆衛生看護学の影響を強く受けた活動でした。

さらに昭和初期には、農村の貧困・健康問題の解決のために愛育婦人会が組織されました。ここでの活動も、妊産婦・乳幼児への家庭訪問、集落単位での健康教育や読書会などを通して、地域に根ざした保健・医療に止まらない総合的な活動が展開されたのです。

これらの明治期から大正期、昭和初期にみられた保健師の活動の特徴は、戦後の保健所での地域保健活動に引き継がれ、現代の地域保健活動にも継承されています。

(2) 保健所の設置と保健師の制度化

戦前の地域保健活動は、１９３７（昭和12）年の保健所法の成立により設置された保健所に保健師が配置され、国の衛生行政の中に組み込まれていきます。１９３８（昭和13）年1月に設置された厚生省が最優先したのは、兵力・労働力確保のための結核対策・母子保健対策でした。国は、この活動を「保健所」と「保健師」に担わせるために次のような政策を進めていきました。

「保健所」は、1942（昭和17）年改定された国民体力法に基づき策定した「国民保健指導方針」により国民の体力管理を行う機関として位置づけられました。[4] 1937（昭和12）年の保健所法に基づき設置された1944（昭和19）年の「保健所網整備要領」により770カ所の保健所・支所ネットワークによる保健指導網が形成されました。

「保健師」は、保健所法制定により公的な身分で働く医療職として位置づけられました。そして、1941（昭和16）年に制定された保健婦規則により、下記のように保健師の業務が規定されました。


保健婦とは「保健婦の名称を使用して疾病予防の指導、母性又は乳幼児の保健衛生指導、傷病者の療養指導其の他日常生活上必要なる保健衛生指導の業務を為す者で、年齢18歳以上の女子で地方長官の免許を受けたる者に限る」[5]

戦前に、地域に根ざし展開された総合的な地域保健活動は、ここで、保健所、保健師は、戦禍の中で国が積極的に進める中央集権的な公衆衛生事業に従事していくことになり、戦時下において転換していきました。多くの戦時下の保健師たちによる活動記録が残されています。

（3）モデル保健所での地域保健活動

敗戦から1年後の1946（昭和21）年11月に日本国憲法が公布されましたが、新憲法第25条の〝生存権の保障〟の規定により、社会保障制度の整備が国の義務となり、次々と関係法制度が整備されていきました。公衆衛生もGHQの強い要請で高揚期に入ります。

まず、1947（昭和22）年には保健所法が全面改正され、保健所は公衆衛生の第1線機関として位置づけられました。保健所設置を人口10万人に1カ所を目標とする保健所網の整備が行われることになりました。1948（昭和23）年には各都道府県にモデル保健所が設置され、保健所長をはじめ保健師の再教育が盛んに行われ軌道にのりはじめました。以後、保健所に配置された保健師の活動などを通じて、おびただしい地域社会の公衆衛生に対するニーズが洗いだされました。

モデル保健所では、橋本正巳[6]によると、保健所がオーガナイザーとしての役割を果たし、住民参加による公衆衛生活動の組織化が行われ新しい地域保健活動が実践されたのです。そして、橋本[7]は、この地域保健活動の特徴について、①地域の組織化、②専門的リーダーシップ、③健康教育と市民参加、④自治体の強化などを志向した活動であると述べています。

次に、橋本のモデル保健所で自ら実践した「地域保健活動」の実際を紹介します。

橋本のモデル保健所での活動

大阪府の豊中保健所は、1948（昭和23）年モデル保健所に指定され、組織と職員が飛躍的に拡充強化される下で活動を実践しました。地元の豊中市は、このモデル保健所としての発足に際して、市財政の悪条件にも関わらず、教育と保健衛生の向上に積極的で施設・設備・人員への協力を惜しまなかったということでした。

豊中保健所は、指定前の職員12名から指定後3年には52名に強化され、組織も4課17係に拡充されたのです。このモデル保健所で橋本らは先駆的成果を挙げていきます。以下は、橋本が実践した具体的な地域保健活動です。

実際の活動は、学校保健に主眼を置く対人的な保健サービスに重点が置かれ、母と子、家庭、幼児、生徒、成人の各段階における教育と健康管理を総合化した活動が展開されました。この活動には、既存の地域医師会、国民健康保険、公民館などの積極的な参加し、13の小学校区毎に母子の会、幼児保健振興会、学校保健振興会、公衆衛生協力会などが新たに組織化されました。[8]

橋本の「地域保健活動」の定義

橋本がモデル保健所の実践から体系化した活動方法論を、本項では橋本の「地域保健活動」とします。橋本がめざしたのは、当時の保健、医療、福祉の分断状況を地域で統合し地方自治の実現を志向する新しい公衆衛生の活動方法論の確立でした。

橋本は、「地域保健活動とは、地域特性をふまえた予防、治療、リハビリテーションを通ずる保健の諸活動の充実と組織化である」と定義しています。本項では、戦前の地域にアウトリーチし地域に根ざした保健・医療に止まらない総合的な活動を継承したこの橋本の「地域保健活動」を〝地域保健活動の原点〟と位置づけます。

以下には、橋本の「地域保健活動」の背景、理念、展開過程と特色、意義について述べます。

背景

橋本の「地域保健活動」の実践の背景には、世界人権宣言（１９４５年に国連で採択）に始まる人権思想の高揚や民主政治を求める機運がありました。

一方で、これに続く高度経済成長と都市化という社会経済状況の変化の中で進行する人口の高齢化、疾病構造の変化などによる地域の健康課題の変化および保健・医療・福祉技術の専門分化の進行などによる分断がありました。

このような中で橋本は、モデル保健所において、地域の特性（現地性）とケアの総合性・連続性を重視し、保健所が主導する「地域保健活動」の先頭に立ち実践したのです。

理念

橋本の「地域保健活動」は、日本国憲法に新たに位置づけられた〝基本的人権〟と〝地方自治〟を実現するために新たに提示された活動方法論です。

橋本は、地域の健康課題を協働して解決し人々の幸せを実現するために〝福祉の論理〟を共通理念としたのです。以下には「福祉の論理」の「福祉」の意味2つのキーワードについて述べます。

「福祉の論理」の「福祉」とは、ウェルビーングwell-being、ウェルフェアwelfareを意味します。ウェルビーングは、主に公衆衛生（医療も含む）の領域で、ウェルフェアは、社会福祉の領域で使われてきました。2つのキーワードは、ともに人々の幸せを意味し基本的人権の実現をめざす公衆衛生や社会福祉の理念ともなる公共性を希求する概念です。

発展過程と特色

橋本は、1940年代半ば以降における社会変動とともに活動のあり方に大きな転換がみられたとして「地域保健活動」の発展過程と特色について、以下のように整理しています。[9]

【発展過程】

第1段階：保健所内部の組織体制確立、市町村との連携の強化と地域組織活動の体制作りが重点

第2段階：各市町村の保健計画立案の指導と具体的活動の指導援助が重点

第3段階：環境衛生施設の整備と総合的な保健管理の推進が重点

【特色】

・保健所と市町村が地道に連携しながら一体となって、活動の条件整備と組織化を進めた

・10年経過し保健所は、活動パターンを再検討し厳しい財政にある市町村の立場に立ち、積極的な指導助言・援助を行った

・管内市町村の理解が深まり、保健業務の予算化、衛生職員、保健婦の確保などについても積極的な努力が払われた

・保健所が、地域保健計画のオーガナイザーとなり、大学や医師会などの専門的機関、団体による専門的技術の導入が積極的に行われた

・計画の中で、住民の健康管理における地域の医師、保健師の役割が正しく評価されその条件整備に工夫がこらされた

・公衆衛生推進を中心とする地区衛生組織活動の推進、とくに地区の話し合い、協議会方式に重点が置かれた

意義

橋本が、自ら実践した地域保健活動を踏襲し上記のような背景、理念、展開過程等を体系化し『地域保健活動』を著し発行したのは１９６８（昭和43）年でした。以来、『地域保健活動』は、公衆衛生活動の実践者たちのバイブルとなってきました。

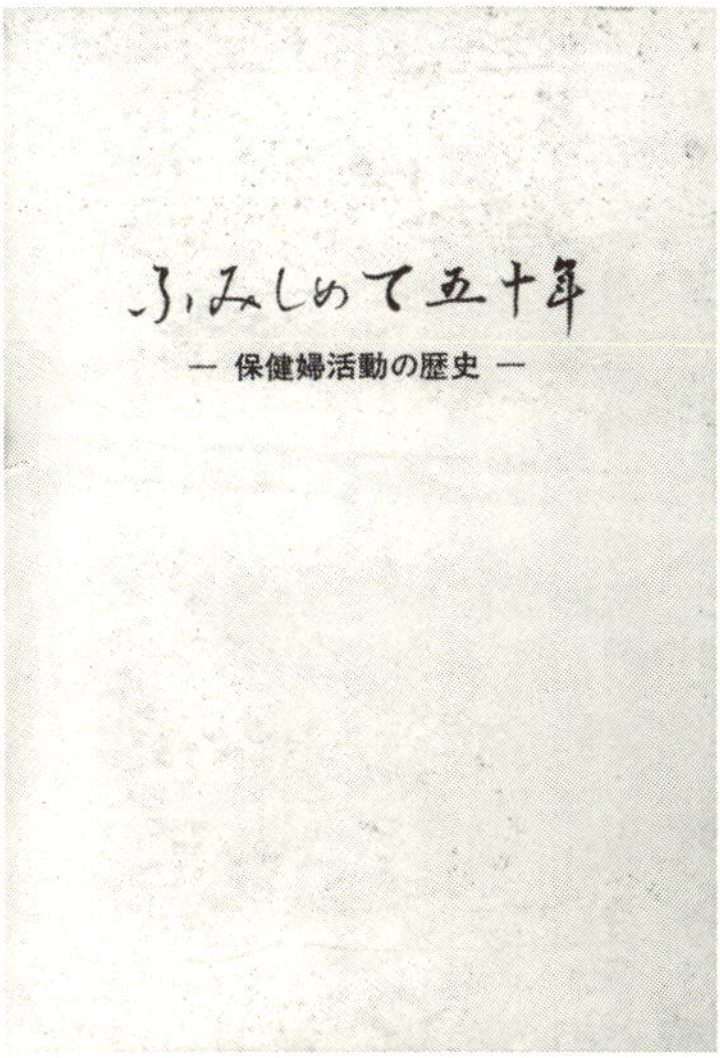

『ふみしめて50年　保健婦活動の歴史』
厚生省健康政策局計画課監修／日本公衆衛生協会

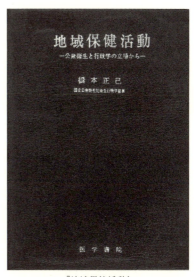

『地域保健活動』
橋本正己／医学書院

橋本は、１９９３（平成５）年に発行された『ふみしめて50年　保健婦活動の歴史』に掲載された寄稿文には、自身の「地域保健活動」の実践を振り返り以下のような記述を残しています。

地域保健活動は、『生涯を通ずる健康教育』を旗印とし、殆ど全住民を巻きこみ『住民主体』『資源の掘り起こしとニーズに対するフル活用』を目指した保健所活動であり、『如何に時代が変わっても、公衆衛生活動の原点』は、家庭であり、コミュニティであり、保健婦活動こそ基盤であることを教えられた。[10]

しかし、その後の経済優先政策の下で財政事情が厳しくなり、社会保障費の抑制政策への政策転換の中で、保健所は、業務が次々と増やされる中でマンパワーが充足されず、「地域保健活動」の実践は困難となっていきました。

2　保健所の再編経過

ここでは、保健所が再編され保健所機能が縮小し、市町村への支援機能も低下させていかざるを得ない状況に追い込まれていくプロセス、すなわち、3・11時の地域保健活動体制に行き着く決定打となった地域保健法に至るまでの経過を概観していきます。

(1) 保健所たそがれ論・1950年代半ば〜

丸山創[11]は、戦後の保健所の特徴について、「対人保健サービス機能と対物保健サービス機能を併せ持つ総合性」、「地域における活動を重視する現地性」、「民主的な運営と住民参加による民主性」、「科学に基盤をおいた技術性」を持つ、と述べています。

しかし、1952(昭和27)年の地方自治法改定により、人口100万人以下の県では衛生部の必置規制がなくなり、1956(昭和31)年には14県で衛生部がなくなりました。1961(昭和36)年以降、各県の行政機構の合理化により、モデル保健所もさまざまな形となり、衛生教育や医療社会事業、試験検査業務等の保健所の基本的機能は軽視され、国の委任事務をこなすことに埋没するだけになっていきます。

一方、市町村も、1953（昭和28）年の町村合併促進法による昭和の大合併により、1958（昭和33）年には市が286から546カ所に増え、町村は3分の1に減り、村は10分の1に減少しました。担当地域が広がり、担当人口数も増えたのにもかかわらず、保健師数は増加せず、すべての地域住民へのきめ細かい活動を展開することは、難しくなっていきました[12]。

この状況下で、戦後政策の下で、輝かしい発展を遂げようとした公衆衛生活動は、わずかの期間に、大きく後退していくのです。このような状況を「保健所たそがれ論」としてささやかれたのです。

(2) 型別再編成、基幹保健所構想など・1960年代～1970年代半ばまで

1960（昭和35）年には、保健所を管轄地域の立地条件に合わせて再編するという、いわゆる〝型別運営〟の方針が、厚生次官通知として発出され、保健所の型別再編成が行われました。この主旨は、具体的には、都市・農村・中間・僻地の4つの型の保健所の業務運営指針が示され、各型別に職員の定員が定められました。しかし、この定員の基準は守られることはありませんでした。以下には、このことの背景要因となっていると思われる保健所職員の財政的位置づけについてみていきます。

この時点での保健所職員を財政面の位置づけからみると、国庫補助対象職種と、交付税対象職種と、都道府県または保健所政令市自己負担の職種に分けられていました。このうち、厚生省が定員を定めたのは、国庫補助対象職種だけで医師、保健師、精神衛生相談員などの22職種でした。しかし、以後、

定員表をそのままにしながら、１９６８（昭和43）年度に、国庫補助の５％削減し、さらに１９７３（昭和48）年度から3か年で5％の削減を行うという矛盾した政策をとっていたのです。[13]

このように、マンパワーを保障する財政的措置が縮小される中で、基幹保健所構想や保健所問題懇談会の基調報告が提示されていくのです。

基幹保健所構想は、厚生省の保健所課がまとめたもので2つあります。1つめは、「保健所行政強化改善対策（案）」（１９６７年）、2つめは、「保健指導網の近代化について（案）」（１９６８年）です。

この構想は、高度経済成長期後の公害対策、都市問題、過密過疎などの問題に対して、保健所が医師不足などマンパワーの弱体化・硬直化等のため対応できる状況ではなくなっていたことを背景として描かれました。その内容は、広域化・高度の技術化に耐えうる保健所、さらに保健所などで働く公衆衛生従事者の教育、研究機能をもつ大型の保健所構想でした。

しかし、同時に進められた国の財政対策により、保健所の統廃合、縮小のイメージとつながり、この時点でこの構想は、実現されませんでした。この後、１９７２（昭和47）年に厚生大臣の諮問機関である「保健所問題懇談会」の基調報告が出されました。ここで、対人保健サービスを市町村に移していく考え方が示され、地域的に階層分化し集中・合理化を図り、保健所の機能全体を縮小する方向で具体化するというものでした。小栗は[14]「保健所問題懇談会」の基調報告の方向性は、保健所の統廃合による「広域化」、集中による「効率化」、業務の民間委託による「民営化」、コンピュータ導入による「情報化」に集約されると述べています。ここで、保健所は、戦後に位置づけられた公衆衛生の第一線サービス機関としての役割を後退させ、縦割行政と事務的役所化へとならざるをえない方向性が示されたのです。

このように、「型別再編成」で方向づけられ、基幹保健所構想を経て、新全総の中にセットされた1972（昭和47）年の保健所問題懇談会基調報告により、保健所の形骸化の進行はより一層深刻になっていくことになります。

（3）〝地区分担から業務分担へ〟の動き

保健所再編成の動きは、市町村の昭和の大合併と相まって、様々な形で波及しています。ここでは、1つの事例として、岡山市での保健師活動の形態の変化について、紹介しておきましょう。

岡山市では、1市9町の合併による人口の急増と広域化と、保健所再編成の動きの中で、保健師の活動形態を〝地区分担から業務分担〟に切りかえました。

ここには、活動形態を変えることになった背景と、地域保健活動への影響を考えての苦悩が記されています。以下は、その要約です。

岡山市では、全国的な保健所再編成の動きの中で、１９７２（昭和47）年4月から業務分担になった。……岡山市の人口は急増したのにもかかわらず、岡山保健所の保健婦は一人も増員させぬままに、合併した岡山市を管理しなければならなくなった。……保健婦個々では強く反対したが、やり方を変えることによって、現状が少しでもよくなるのではないかとの幻想を振り切ることができなかった……。訪問の占める割合は、46年度（18％）、47年度（10・7％）と減少し、訪問は広く浅くなり地域をみることから遠ざかってきている。このような保健婦業務がいかにむなしいものか、住民から離れた業務の無意味さは、住民の側からの保健婦無用論につながりかねない。実際に訪問が少ないと住民から批判がでてきている。また、業務分担のしわよせは、保健婦の研究会議にもあらわれ、減少している。これは場当たり的な業務へとつながるものである[15]。

さらに寺田さんは、地区分担制について、「保健婦の専門性とは、地域の中で家族をとらえ、地域の中の個人をみるとするならば、地区分担による総合保健婦業務でなければならない。１人１地区の地区分担の方向へ再度切りかえなければならない」と、述べています。保健師の活動姿勢について、「一人ひとりの保健婦自身が保健所再編成の動きを十分に知り、住民の健康を守るということはどういうことなのかを住民に学んでいく、すなわち、住民とともに自治体活動をどう進めていくか、ということにつきるのではないか」というメッセージを残されています。

（4）基調報告の問題点と職能団体の将来ビジョン

日本看護協会は、基調報告に対して、職能団体としての立場からいくつかの問題点あげ、考察を加え、将来の展望を開く土台としたいということで、「将来のために地域看護を考える」[16]を提示しています。

基調報告の問題点として、7点の問題点が整理されていますが、ここではそのうちの3点を紹介しておきます。

a　健康の個人的責任が強調されていることについて、このことは憲法25条に明らかにされている国民の権利と、社会保障、公衆衛生、社会福祉の公的責任の増進を図る考え方に逆行していること

b　対人保健サービスを市町村に委譲する構想は、貧弱な財政規模の市町村に対して、公的責任による公衆衛生を退行させ、地域格差を増大する措置であること

c　保健所の退潮の原因の分析をまったくせず、医師・保健婦の不足、活動の低調に対する措置として団体などに委託するという消極的な姿勢は遺憾であること

また、保健師については、地域を対象とするという基本的立場から保健所保健師や市町村保健師の現状と問題点から以下のように述べています。

保健所の保健婦は、保健所機能の退潮ムードの中で、本来の機能を発揮できず、働く環境も整えられずに、苦しんでいる現状であること、市町村保健婦は、各種検診・予防接種業務のウエイトが大きく、対人保健サービスのプロとして認められていない現状にあること、が述べられている。

その上で、保健婦の専門性を発揮できえないということは、国民にとっての大きな損失であり、国民の健康を保持増進し、かつ疾病を予防するために、変革しなければならない大きな問題に直面している。

さらに、上記のような困難な現状を知り、今後も保健師の活動を前進させたいと念願する根拠として、人口の構造や家族構成などの社会的変化、医療・保健の概念の変化をあげています。後者の医療・保健の概念の変化については、治療、予防、健康増進・保持、リハビリテーション、アフターケアまでの包括した医療・保健を、生涯にわたりアプローチされるという概念は、〝人間としての権利である〟という現代の人権の意識として、各国の憲法にも明記されるようになったことが述べられています。

同時に、この報告では、10項目のビジョンが提示されました。その中で現在の地域保健活動に資する内容を以下に3点ピックアップして紹介しておきます。

a　保健師の充足は、人口3000人あたり1人とすること

b　保健所保健師も市町村保健師も同じ職能として、本来の専門性を発揮するべく地域住民に密着した活動を主体とすること

c　保健婦が〝地域住民に密着する体系〟を維持指向する限り、活動の方法論は、地方自治の趣旨に基づき、各都道府県等において、歴史と伝統をふまえて方法論を打ち出すべきである

以上のように、職能団体が設置した検討会において、自治体の保健師リーダーと研究者とが協力し合い、国の示す方向性に対しての具体的なビジョンを提示したことは、地域保健活動の観点からみると、橋本の「地域保健活動」の提示に匹敵する画期的なことであったと考えます。

(5) 地域保健法制定まで・1970年代前半〜1990年代前半まで

地域保健法は、１９９４（平成６）年に制定され、３年後に施行されました。そこで地域保健法制定に至るまでの動向を以下に追ってみましょう。

１９７３年（昭和48）年のオイルショック後、わが国の経済は低成長期に入っていきました。厚生省は、「国民健康づくり対策」（１９７８年）を策定し、この対策の基盤として市町村保健センターの設置を進めました。

市町村保健センターは、成人病などの疾病構造の変化や高齢化に伴うニーズの増大に対応するため

のものとされました。このセンターは、１９９０（平成２）年までに、全国で１０００カ所整備されています。しかし、保健所整備補助金と同一の予算科目に含まれていたため、保健所整備を抑制することになりました。このことから、国は、対人保健サービスを、市町村に移行させる基盤づくりを行っていこうとしていたことが理解できるのです。以下には、このことが理解できる三重県の例です。

三重県では、昭和49年度の予算要求において、保健所の保健師数を現状のままで、へき地の無保健師地区に派遣し、地域保健活動を進めようとの考えを示しました。これに対して、「まず、保健所保健師を市町村に派遣し、最終的には対人サービスを市町村に移譲するという厚生省の意図に一致するもの」とし、保健師が一致して反対し、白紙撤回させています。[17]

１９８１（昭和56）年には、第二次臨調が答申を出しました。その中で、保健・医療については、疾病の自己責任、国庫補助の引き下げ、老人保健法の制定、医療機関への監督強化、民間活力の導入等を提言しています。

この提言を受ける形で、１９８２（昭和57）年には老人保健法が制定されました。この法律の最も大きな目的は、老人医療費の国庫支出を抑制することでした。[18]

保健所問題懇談会の「基調報告」（１９７２年）以降、保健所のあり方については、１９８７（昭和62）年の地域保健将来構想検討会設置まで、表だって論じられることはありませんでした。しかし、

1989（平成元）年になって、地域保健将来構想検討会から出された地域保健将来構想報告書、さらには地域保健基本問題研究会による「地域保健対策の基本的なあり方について」（1993年）が出されました。これらの報告などに基づき、1994（平成6）年に、地域保健法は制定されました。このことは、保健所たそがれ論以来の保健所再編の議論を踏襲した形で制定されたといえます。

(6) 3・11まで・地域保健法制定〜2011年まで

地域保健法では、住民の身近なニーズは市町村で、健康危機管理など広域的な業務は保健所で担うこととされました。さらに、地域保健法以降の健康増進法や介護保険法（2000年）の制定などによる政策転換により、公衆衛生はさらに大きな医療制度改革の流れの中に組み込まれていきました。これらによって、保健所はさらに弱体化、住民から遠く離れざるを得なくなり、市町村からの信頼や期待も薄れていくことになりました。ここで、この地域保健法制定以降、保健所数はどのようになったのか、みてみましょう。

1988（昭和63）年3月現在では、850カ所の保健所が全国に配置されていました。しかし、2003（平成15）年4月1日現在では、576カ所（都道府県438、政令市115、特別区23）と減少しました。2017（平成29）年4月1日現在では、保健所本所481カ所となっています。

以上のように、戦後の高度成長期から地域保健法までの保健所再編の問題から3・11までのプロセスは、再編と称して保健所機能の集中化、分散化、総合性の分割化により、その機能の総体を縮小させてきたプロセスということが改めて再確認できるのです。現在の保健所の弱体化という悲劇と混迷の原因はここにあるのです。こうした状況の下に、3・11は襲ってきたのです。

3　戦後の宮城県でのとりくみ

戦後の公衆衛生の歴史の中で、宮城県の地域保健活動にインパクトを与えた記録しておくべきできごとが3つありました。

1つめは、1964（昭和39）年に、県保健所に保健婦室が置かれたことです。2つめは、国の政策とこれに連動して行われた1973（昭和48）年の宮城県保健所再編への反対運動です。3つめは、2011（平成23）年の3・11という保健師たちに地域保健活動の原点に立ち返りを求めた大災害時の体験でした。

（1）保健婦室の設置・1964年〜1965年

当時、宮城県保健所の保健師であった市川礼子[19]は、保健所における保健師の役割期待と機能と、これを反映する保健所における保健師の配置について、「行政に在る保健師の活動機能論」（『公衆衛生情報みやぎ』第456号）にて、県行政の背景と併せ概括を試みています。この論考では、1964（昭和39）年に14保健所に配置された保健婦室にも言及していますので、以下に紹介します。

市川は、入職して6年後に設置された「保健婦室」の位置づけと、その後の保健所再編への動きと関連させて以下のようにコメントしています。[20]

保健婦室は、1964（昭和39）年に設置され10ヵ年継続し、昭和49年に廃止された。市川は、1957（昭和32）年に入職し、保健婦室が設置された宮城県の保健師の統括部門であった看護係に配置されていた。

保健婦室は、保健所組織の中で保健所長の直轄の一職能グループとして位置づけられ、知事発令の保健婦長と保健所長発令の保健師で構成された。当時、保健婦たちは、保健婦室を拠点として、管内の保健師業務研究会を開催し、市町村の保健婦と連携しながら、地域の健康課題を把握し地域保健活動をともに実践していた。

しかし、保健所保健婦室が廃止された1974（昭和49）年には、保健婦室が廃止となり、以降、行政の縦割組織に従い、保健師の活動形態も分散配置が進められていった。

市川は、この保健婦室廃止の根底には、歴史的に官僚制を主流とする日本の衛生行政の出先機関としての成り立ちと、保健師に自他の理解を十分に得られるだけの論理構築の欠如があったと振り返っています。

さらに、この後、宮城県の保健所は、1979（昭和54）年に9保健所・5支所に、1990（平成2）年に9保健所・2支所に、1998（平成10）年には7保健所・2支所体制（7つの福祉事務所と統合し保健福祉事務所）となり、2007（平成19）年度には、保健福祉事務所長には事務系が当たり、保健所医師は保健医療監と位置づけられ、現在に至る。

この状況に対して、市川のコメントは、以下のように続きます。

「時代のニーズとして保健衛生と福祉事務が統合し、今後の進展を期待されることになる。しかし、筆者としては対人保健技術、対物衛生技術を一つにして地域全体を俯瞰し、住民の健康生活安全を担う「公衆衛生」の視点はどう継続されるのか、公衆衛生の場で対人保健を担って来た保健師の技術は、従来措置と給付が主であった福祉事業変革の進展にどう加わり、これまで培った活動技術をどう生かしてゆくか大きな課題であろうと考える。」

市川は、筆者には、何度も上記のような宮城県保健所の置かれてきた状況をはがゆく思い「社会変動の中で大きなゆらぎをもつ状況におかれながらも存続することに意義がある。保健師活動の拠って立つ理論構築が必要である」と、幾度となく吐露してきました。

市川は、このような思いを定年退職後も持ち続け、2008(平成20)年には、博士論文「看護における地域看護の特性とその構造化に関する」(東北大学大学院情報科学研究科へ提出)を完成させました。

(2) 全国に先駆けて行われた保健所再編

保健所機能の集中化

宮城県では、長期総合計画策定前の1968(昭和43)年には、「保健指導網の近代化—保健所の総合的効率的運営についての具体的改善方策」を作成し[21]、基幹保健所構想に沿うように保健所の一部集中化を、技術者の転勤というかたちで再編を進めました。

この再編により、中心保健所に集中化されたものは、試験検査と食品衛生業務でしたが、その抵抗がもっとも少なく、しかも効率化という大義名分が通用し易いのがこの2つの業務でした。一般保健所に残されたものは、対人保健サービス、許認可事務などでした。また、それまで保健所は、母子、結核、成人病、精神衛生などの保健指導を行ってきましたが、それらの事業はさまざまな協会をつくり、保健所から市町村事業としておろし協会委託へとなっていきました。結核予防協会、寄生虫予防協会等がそれです。さらに、股関節検診、くる病検診のためのレントゲン撮影も保健所から公立病院で実施するよう行政指導してきています。

保健所再編への保健婦の抵抗

その後、宮城県で1972（昭和47）年に長期総合計画〝新しいふるさとづくり〟を発表しました。この計画は日本列島改造論の宮城県版といえるものでした。この計画では保健所の統廃合についてはふれていませんが、宮城県公衆衛生協会で宮城県保健婦問題研究委員会をもち、保健師については、地域で活動する者と行政事務をする者と機能の2分化を、保健所機能全体としては集中化と分散化の方向性を打ち出した報告を1970（昭和45）年に出しています。

さらに、1973（昭和48）年5月には、8月1日を実施予定とする宮城県保健所機構改革案が出され、各保健所において説明がなされました。この動きに対して、日本看護協会宮城県保健婦支部は、6月に支部総会を開催し、機構改革にたいして反対運動を展開することを決議しました。残されている記録では、その後、以下のような取り組みが具体的に展開しています。

各自治体では、地域住民や労働組合や自主的サークルなどで、全国的には、自治労、日本看護協会、日本公衆衛生学会などで広範な運動が展開しました。また、県議会議長への請願、県知事への陳情、県議会厚生常任委員会との話し合い、署名運動（3万1345名の署名を県議会議長に提出）、県知事へのはがき運動、全国保健師への呼びかけ、宮城県の助産婦部会や看護婦部会をはじめとして各種団体への協力依頼、雑誌への広報活動（看護、地域保健、保健婦雑誌）等を行いました。[22]

日本看護協会宮城県保健婦支部は、大石よ志い支部長（当時、仙台市）の下、今野もりよ副支部長（当時の宮城町）、加藤ハマ子副支部長（県保健所）、遠藤勇子書記（当時、塩釜市）、丸川さと子会計担当（当時、仙台市）による執行部体制の中で、全国の会員に「保健所機構改革案に反対する運動に全国の会員に強い支援と運動資金の援助を訴えます！」が発信されたのです。

この中で、「危機感を感じた理由」と「機構改革案の問題点」を以下のように整理しています。[23]

【危機を感じた点】

・保健所が何をなすべきかについて住民サイドからではなく県で一方的に決めた点
・住民の要求に応じられる医療のしくみの整備がなされていない点
・健康を守り育てる責任を市町村だけに責任を持たせる方向である点
・市町村への国・県の財政的援助、地区レベルの保健婦の必要数や活動の根拠となる保健センターなどについてまったく触れていない点
・保健所保健婦の住民サービスの低下が予測される点

【機構改革案の問題点】

・保健所には保健婦業務を行う保健婦はいなくなる
・保健婦という職能意識で業務を担当するのではなく、行政官になることだといっている
・保健所保健婦の地区活動が少なくなると市町村保健婦の負担が大きくなる
・住民の健康上の問題を包括的に受け止める係がなく、保健所行政に反映させ、住民に還元する保健所機能がなくなる
・上位下達の組織強化がなされ、行政側に立った種別管理システムが優先され住民の特性の健康上にニードをくみ上げる体制になっていない
・本来の看護業務ができなくなる
・保健所保健婦の縦割業務に合わせて市町村・国保保健婦も縦割りにされる恐れがある
・看護がようやく専門職として確立されようとしているときに、それから離れていくのは専門性の確立を妨げる
・前衛生部長が全国衛生部長会で「保健婦業務に関する研究」の委員長であることなどから改革が実施された場合、他県に及ぼす影響が大きいのではないか、等

宮城県は、6月の支部総会の反対決議と前後して、8月実施予定としていた機構改革を見送り、その後、改革案の検討を県保健所長会の検討に委ねました。所長会は、保健所職員の各職種（保健婦、栄養士、助産婦、検査技師、環境衛生・食品衛生関係技師、薬剤師、事務吏員等）から1～2名の代

表を求めてプロジェクトチームを設け、11月初旬に保健所問題検討委員会を開催しました。

その後の経過の中で、所長会で話し合われて内容のいくつかは反映されたということです。しかし、保健師の地区担当制は残されることにはなったもののその進捗管理ができる保健婦室を残すことはできなかったのです。

この宮城県における保健所再編の反対運動は、高度経済成長後の保健所再編の進行の中で、全国の運動と連動して行われたものです。この運動は、国が進める保健所再編の本質は、「公衆衛生の第一線の機関としての機能を切り捨て地方行政の合理化を図るもの」であると見抜き、戦時中の過ちを繰り返してはいけないとそれぞれの持ち場で立ち上がったものでした。

(3) 3・11後の教訓を踏まえた保健師のとりくみ

3・11は、保健所再編後の保健所や保健師が抱えてきた問題を顕在化させました。宮城県においては、保健所再編後、さらなる機構改革により前述した通り14から7つの保健所へと半減しました。7つの保健所のうち、沿岸部には3カ所の保健所（気仙沼、石巻、塩釜）が立地していましたが、石巻、塩釜保健所の建物が津波の被害を受けました。

3・11時には、このように保健所自体が機能できなくなる中で、現地から要請があって応援体制を組むという従来の災害に対応する体制では、本庁からの応援はありえず、市町村支援もスムーズに行うことはできなかったのです。この時の状況を臼井さんは、第2章で記述しています。筆者は、発災後の7日目に県庁を訪ねた際に、県本庁保健師から沿岸部保健所から情報が入らず現地の状況がまったくわからないことを聞き、石巻保健所を訪ねたのでした。

以下では、3・11から8年が経過した現在、3・11での体験から何を教訓としていくことが必要なのか、宮城県保健師たちによる取り組みから改めて確認していきたいと思います。

保健師自身による調査

3・11以後、宮城県内保健師を対象とする保健師自身による検証作業として、以下の2つの調査が実施されています。

①アンケート調査

「津波被災地100人の声」は、第1章を著した伊藤さんら県内保健師有志10人と2人の医師（元県保健部長の西郡光昭、民間病院長村口至）によるプロジェクトチームが県内保健師へのアンケート調査を実施したものです。

ここでは、「3・11で最も困ったこと」「3・11で求められた活動」「地域担当制について」「保健所に期待すること」などについての調査報告をまとめ、県内保健師たちへの報告会を開催し、宮城県保健福祉部長に提言として提出しています。提言の内容は、10項目あり、伊藤が第1章に記述しています。

②インタビュー調査

これは筆者の大学が宮城県から委託を受け実施したものです。２０１３（平成24）年９月から２０１４（平成25）年１月までに沿岸部の３保健所と14市町村の保健師約１００人を対象にインタビューをしたものです。まとめた保健師活動の記録集は、県内の現役保健師全員に配布しました。以下は、記録集に記した市町村および保健所保健師の役割をはたすための平時からの備えについてです。[24]

【市町保健師の役割を果たすための平時からの備え】

・地区全体をみること（地区担当制）の必要性
・地域力を高める活動の促進
・保健師活動の理解を得ておくことの必要性

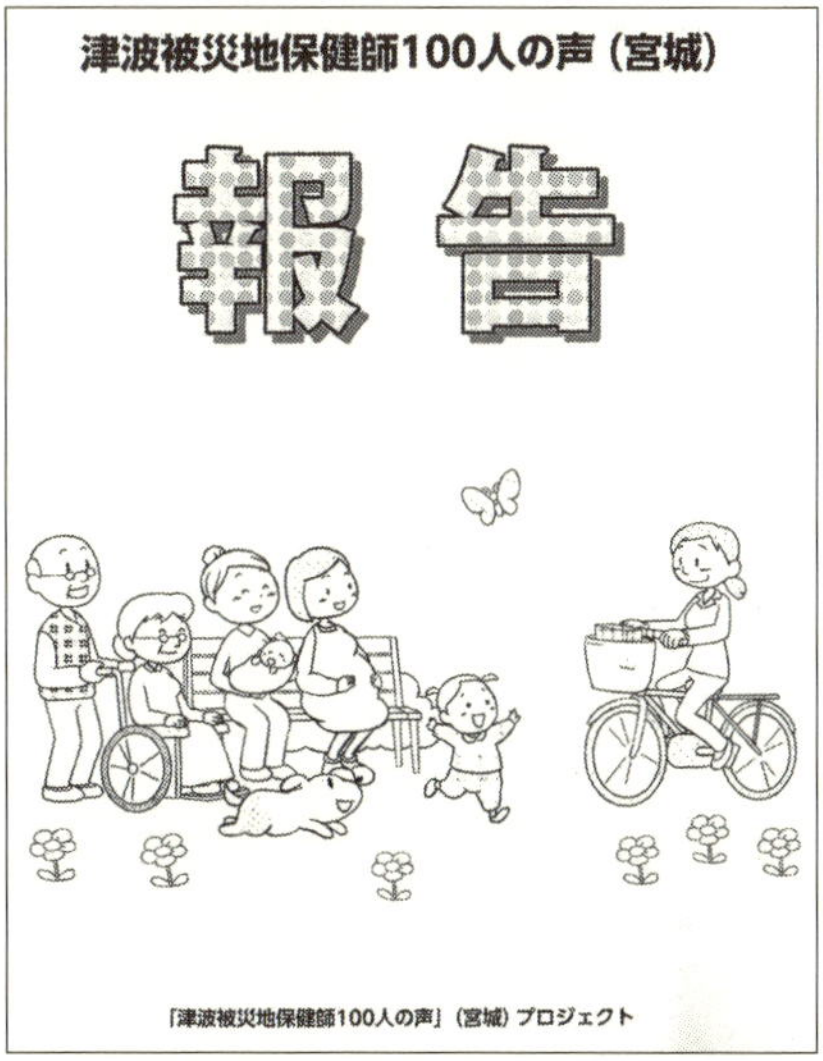

『津波被災地保健師 100 人の声（宮城）報告』
「津波被災地保健師 100 人の声」（宮城）プロジェクト

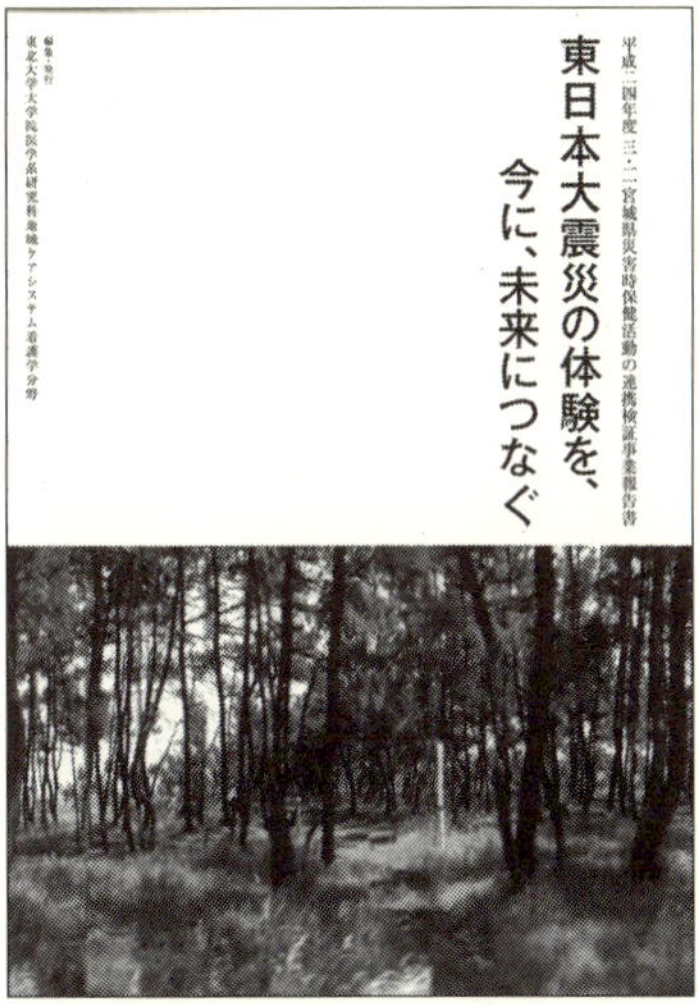

『東日本大震災の体験を、今に、未来につなぐ』
東北大学大学院医学系研究科
地域ケアシステム看護学分野

・実際に活用できるマニュアルの重要性

【保健所保健師が役割を果たすための平時からの備え】
・保健所に市町担当者を置くこと
・市町支援が出来る活動体制の整備
（災害時支援のできる人員・継続支援が可能な体制の確保、統括保健師による支援体制の工夫）
・災害時の役割を明確にして組織内で共通認識を得ておくこと
・実際に活用できるマニュアルの作成
・保健所間での相互支援できるしくみの必要性

宮城県災害時公衆衛生活動ガイドラインの作成

ここでは、3・11から2年後に宮城県として策定した「宮城県災害時公衆衛生活動ガイドライン」（2013年3月）に含まれた注目すべき点について紹介します。

ガイドラインでは、保健所における災害時保健活動の検証結果から導き出された大規模災害時の体制整備の必要性について、以下の5点が挙げられています。[25]

①保健所と連絡がとれなくなるような大規模災害時の初動体制

②被災した保健所への広域的な支援体制整備
③全国各地から派遣されてくる専門職やボランティアなどの受入れ・調整の体制
④災害医療コーディネーターと保健所長との連絡体制
⑤人と生活環境をトータルにみる〝公衆衛生の視点〟をもった保健所活動強化

さらに、①と関連して、石巻保健所などの初動体制の遅れの原因として、活動の拠点となる保健所の被災、情報通信網や交通手段の寸断、情報待ちの姿勢をあげています。保健所が県庁や市町村からの要請待ちの姿勢ではなく、積極的に情報収集し求められる活動を実践していくことの必要性についても言及していることが注目されます。このことは、地域保健法以降、市町村と保健所との関係性が問われる中で、保健所は市町村からの求めに応じて支援していくとされてきたことへの見直しを迫るものといえます。

3・11の被災現地では、対人サービスと対物サービスの総合的な公衆衛生活動を必要とする場面(トイレの問題、がれき処理、アスベストの問題など)が多々ありました。このことは、⑤に反映されています。

⑤の「人と生活環境をトータルにみる〝公衆衛生の視点〟をもった保健所活動強化」が掲げられていることが注目されます。この視点は、3・11で環境衛生、食品衛生も含めた総合的展開が求められ

たことを踏まえ、保健所の「総合性」を再構築していくとりくみにつながる公衆衛生の視点です。「総合性」とは、人々が安全に生活していくために必要な対人サービスと対物サービスを提供することでもあるからです。

公衆衛生看護管理者研修の事業化

①3・11前に管理者研修をモデル事業として実施

筆者は、管理職を経験した丸森町の水沼一子さんの協力を得て、2010（平成22）年から公衆衛生管理者研修を宮城県看護協会のモデル事業として実施してきました。看護協会の事業としてできたのは、当時の宮城県看護協会の今野勇子専務理事と佐藤幸子副会長（第1章筆者）の存在が大きかったと思います。2人は研修の必要性をすぐに理解しファシリテータとして研修の企画運営にも参加し、サポートをおしまなかったのです。

②3・11での教訓から県の事業に

このモデル事業は、3・11の教訓を経て、この研修の必要性が理解され宮城県の2012（平成24）年委託事業として実施していくことができるようになりました。3・11では、地域保健法以降は業務担当制による事業をしていた保健所も、圏域を管轄している以上、管轄地域の市町村支援や災害時の対応や危機管理の実践が求められました。そして3・11の危機的状況の中で、保健所と市町村が互いに求めあい連携できるには、平時から管轄の自治体の保健活動をとらえる視点とそのしくみを持っていないとできないことが理解されたのです。

この管理者研修の目的は、保健所圏域ごとに保健所と市町の保健師との協働のためのネットワーク形成、保健所の市町村支援の強化をするための研修として位置づけられました。そこで、研修への参加者を各圏域の保健所保健師と市町村保健師がペアで参加してもらえるようにしていくことも課題として認識し、看護協会だけではなく県からも働きかけて行くようになりました。

また3・11後の研修内容には、管理期保健師に求められる地域保健活動の進捗を円滑にするための基盤となる職場（組織マネジメント）づくり、地域づくり（地域マネジメント）を意識して、地域責任性、協働、リーダーシップ、フォロワーシップなどをキーワードとする研修を実施してきました。最も苦心してきたことは、この研修の場が参加者とファシリテータとが研修を通して仲間意識をもてるようになることを目標とし、研修形態も参加型とし、座学を少なくし、グループワークを中心とし、保健所圏域ごとの保健師のネットワーク形成や研修の実施も意図して実施してきています。

4　3・11で求められた地域保健活動

（1）3・11からの教訓

3・11発災直後の被災現地では、受援体制が整えられず、公衆衛生のコーディネートが遅れたこと、不十分であったことも教訓とされました。

この公衆衛生のコーディネートの役割は、被災現地の保健所長や保健師、そして市町村の保健師リーダーに期待されました。しかし、現地は、地域保健活動の拠点や住民基本情報や事業などの記録類のすべてを失った中で、全国からの多数の派遣医療チーム・保健チームからの支援を受け入れたため混乱したのです。その時、外部支援者から被災現地の保健師に求められたことは、公衆衛生のコーディネートに必要な地域の情報（地域のキーパーションや地域ごとの要支援者の状況などの地域ごとの特性）などの提供であったのです。

被災現地の保健師たちは、3・11時のような危機的状況に直面したときに、平時からの取り組みがなければコーディネート機能を果たすことができないことを痛感したのでした。第3章で紹介した南三陸町のリーダー保健師たちもその中の1人でした。

今後の地域保健活動を進めて行くためには、3・11で求められたコーディネーターの姿とは、実際にはどのようなものであったのかを整理しておくことが必要です。そこで、ここでも橋本の地域保健活動に立ち戻り考えて行きます。

(2) 地域保健活動の実践に向けて
3・11で求められたコーディネーターの姿

橋本の「地域保健活動」では、保健師は地域特性に基づく「地域性」、地域住民の暮らし全体を見る「総合性」を発揮し、地域保健活動の実践部隊として役割を果たすことが期待されました。保健師が3・11の初動期の活動で求められた役割は、助かったいのちを守るために、地域全体を見回し限られた物的資源と人的資源をコーディネートの役割でした。また、復興期の活動では、ソーシャル・キャピタルや地域の再構築を推進し生活再建のために関係者と連携し協働を組織化していく役割でした。このような3・11で求められたコーディネート機能と橋本の「地域保健活動」の理念を踏まえたコーディネーターのイメージは、人々の「福祉・well-being・QOL」と地方自治の実現をめざし地域保健活動を推進していく姿であったといえます。

受援力を高めるためにも

被災現地の保健師には、受援力を求められたことも3・11の教訓でした。3・11で求められた受援力とは、地域の支援ニーズと外からの支援をマッチングし、主体的に必要な支援を求めることができる力でした。この力は、必要な支援を選択し、必要でない支援は断れる力でもあります。

ここでも橋本の「地域保健活動」に立ち戻ると、受援力とは災害時のような危機的状況が発生したときに発揮される地域力であり、住民自治力ともいえます。平時において、地域保健活動の進捗管理する力、住民とともに協働できる実践力そのものが受援力といえ、日々の活動において地域保健活動が実践されていれば、災害時には受援力として発揮されるはずであったのです。

保健所の市町村支援としての研修体制の構築を

筆者は3・11後の実践活動の中で、地域単位での地域保健活動を拡げていくことはそう容易いものではないことを実感し大きな危機感を持っています。保健師の活動は、業務担当制に基づく事業の実施が中心となってから長い月日が経過し、地域のニーズに基づき地域住民と協働しての横断的、組織的活動の経験をもつ保健師が次々と退職しているからです。

今後、地域保健活動を推進していくには、まず、その意識と必要性と実践のための方法論を提示でき、地域の人々や関係者と協働できる保健師を育成することから始める必要があります。さらに、人材育成は、小さな自治体での実施は困難です。現場の実践者と保健師養成機関や大学、職能団体などと協働していくためのしくみが必要となります。しかし、実践現場の保健師にも、基礎教育を行う大学教員にも、このような人材育成の必要性を認識し地域保健活動の実践経験をもつ保健師が少なくなってきています。

そこで筆者は、地域保健活動を実践できる人材養成を含む現任教育のコーディネートを保健所の平時における市町村支援の主な活動として位置づけ、管轄保健所が積極的に担って欲しいと考えています。これは3・11の教訓とされてきた市町村と保健所との顔の見える関係性構築の機会ともなり、災害時にも連携・協働できるしくみとなると考えるからです。

5　保健師の体験してきた〝ゆらぎ〟の意義

本書の執筆者との議論の中で、筆者の恩師で75才で博士論文[26]を著した市川は、筆者によく「保健師が〝ゆらぎ〟ながらも、これまで存続してきたこと自体に存在意義がある」と語ってくれることを紹介したときに、村口先生から、〝ゆらぎ〟の本質を問うことが必要であるとの助言を頂きました。また、本項の執筆時に、反論を試みるようにと、川上武氏の「私の保健婦論―保健婦と医療制度―[27]」を届けられました。

そこで、以下では、まず、保健師がこれまで体験してきた〝ゆらぎ〟とはどのようなものなのか、〝ゆらぎ〟の背景や意義ついて考え、その上で、〝ゆらぎ〟の体験と川上武氏の論考とを関連させてみようと思います。

(1) 保健師たちが体験した〝ゆらぎ〟と意義

2つの〝ゆらぎ〟の体験

保健師の体験する〝ゆらぎ〟は、多くの場合、何か課題に直面した時に生じる不安・戸惑い、無力感・挫折感、動揺・葛藤などの心理的体験として認識されます。

この〝ゆらぎ〟項の執筆にあたり、〝不安と戸惑い〟を感じた筆者に、先述の宮城県保健所再編時に看護協会の事務局を担当した先輩保健師丸川さと子さんは、〝ゆらぎ〟を肯定的に捉え、「保健師の本来の活動を保持しつつ新しい活動へ転換し進化させていくのに必要な体験（気づき、きざし）であるのではないか」と、助言してくれました。そこで、ここでは、これまで記してきた宮城県の保健師たちの活動に注目し、考えてみることにしました。宮城県の保健師たちは、以下の2つの出来事において大きな〝ゆらぎ〟の体験をしていたに違いないと考えたからです。

その1つめは、保健所再編の進行過程における保健所や保健師の活動のあり方を問う運動においてです。再編の方向性を知った時に、先輩たちは自分たちが実践してきた活動が継続できなくなるのではないかとの危機感をもつと同時に〝ゆらぎ〟を体験しつつ、行動を起こしていったのではないでしょうか。

2つめの〝ゆらぎ〟は、3・11時の大規模災害時における被災現地での体験も保健師たちにとって大きなインパクトを与えました。3・11では、被災直後の状況がどんどん進行する中で、即時的、現実的対応が求められる中で〝ゆらぎ〟つつも、保健師たちは、公衆衛生の原点に立ち戻り活動を継続していったのではないでしょうか。

〝ゆらぎ〟の背景と意義

次に、保健師が体験してきた〝ゆらぎ〟の背景は何かを探りながらその本質と意義を整理してみますと、以下のような2つの〝ゆらぎ〟があると考えました。

1つめは、活動の転換が求められるような岐路に立った時に、専門職としてあろうとするが故に生じる〝ゆらぎ〟です。これは、専門職としてあるべき姿を問いアイデンティティを発達させていくプロセスの中で生じてくる普遍的な〝ゆらぎ〟といえます。

2つめの〝ゆらぎ〟は、災害などの危機的な状況下での対応等の環境の変化を反映した様々な社会現象が生じる現場にいるが故に生じる〝ゆらぎ〟です。これは、行政の第一線（末端）の実践者であるために上司や他のスタッフとの関係や組織での軋轢や住民や関係者間での相互作用の中で生じてくる〝ゆらぎ〟といえます。

このような保健師の体験する〝ゆらぎ〟の意義は、保健師がそれまで持っていた価値観に基づき選択したものを保持しつつ、さらに時代の要請や周囲からの期待に即した活動に進化・発展させていく原動力となっていくものであると考えます。保健師は、このような〝ゆらぎ〟を新たな出発点として、自らの活動のあり方を問い直すことと並行し、人々の生活・人生のもつ現実や本質を捉える中でコンピテンシーやアイデンティティを成長・発達させていく機会とできる意義があると考えます。

(2)〝ゆらぎ〟と川上氏の論考との関連

以下には、前記の〝ゆらぎ〟と川上氏の論考と関連する点を整理し私見を述べます。以下の文中の〈〉は、川上氏が述べているキーワーズやキーフレーズを抜き出したものです。

保健師は浮草稼業・便利屋でいいのか

まず、1つめは、保健師の活動姿勢・目標や専門性への疑問・批判です。川上氏は、当時の保健師は、〈浮き草稼業〉〈なんにでも使える便利屋〉であるとし、〈保健婦とはなにか〉〈保健婦の仕事はこのままでよいのか〉と問いかけます。その上で、〈保健婦の主体的技術〉や〈保健婦業務の概念規定〉が明確でなく、〈浮き草稼業〉に終わらざるをえない状況にあることが問題だと指摘しています。

筆者は、〈浮き草稼業・なんにでも使える便利屋〉と結論づけられることに大きな抵抗を覚えました。当時の先輩たちは、このような指摘をどのように受け止めたのでしょうか。しかし、川上氏は、この状況を打開する方策は、保健婦が〈技術の主体性〉を持ち、自らの実践を理論化・概念規定することであることも提示してくれており、前記の川上氏の批判は期待の裏返しでもあったのではないかと理解できます。

大きな目標の設定に無力ではないか

2つめは、保健婦は〈日常活動には主体性があってもその上の大きな目標の設定については全く無力だ〉という批判です。現代の保健師が日々の活動に忙殺・蒙昧している姿を思い浮かべるとこのように指摘されてもしかたがないと思いました。では、川上氏のいう〈大きな目標〉とは、何を指しているのでしょうか？

活動の根拠、目的、使命といったものを指すのであれば、〈全く無力だ〉との指摘は、一面的な見方であると思いました。確かに、保健師の〈日常活動〉の中で、根本的な問題解決に至らないことは多々あります。しかし、本章で見てきたように長期的視点に立ち、これまでの保健師の活動をみると、そのような時には、無力感を感じ〝ゆらぎ〟つつ、本来的な活動を模索し、アイデンティティを問い直し、新たな時代のニーズに対応しようと努力してきたことが確認できるからです。

公衆衛生の担い手として期待できるのか

3つめは、保健師は公衆衛生の担い手として期待できるのかという投げかけです。川上氏は、〈保健所の医師中心の運営〉が、〈実質的に崩壊し再建不可能となっている〉と述べています。一方で、自らの臨床医として感じている限界を打破するために保健婦との協力に期待しているというのです。しかし、次には〈保健所保健婦の官僚保健婦、お役人保健婦〉という批判があるとも述べ、保健婦がこの〈期待に応えうる体制をつくる力があるだろうか?〉と投げかけています。

筆者は、このような投げかけが40年前になされていたことに驚きました。それは、川上氏の論考が、提示された時期は保健所が最も輝いていた橋本の『地域保健活動』が発行された年でもあったからです。しかし、橋本の著は、橋本の実践から10年余の時間が経過しての体系化されたというタイムラグがあることを考慮すれば納得できます。これ以前から保健所のたそがれ論がささやかれており、この後、次々と、保健所の型別編成、基幹保健所構想が提示されていく中で、保健所機能の縮小が止まることなく進行していく時期と重なる中で、保健師たちは大きな〝ゆらぎ〟を体験することになるからです。

川上氏には、このような状況が進展していくことへの見通しがあり、公衆衛生のたそがれをくい止めるのは誰か？　川上氏の眼中にあり期待したのは保健師であったということなのでしょうか？　残念ながら、この筆者の疑問へのコメントはなされておりません。しかし川上氏の論考のさいごに、以下のようなコメントを残してくれています。以下に紹介しこの項を閉めたいと思います。

「保健婦には〈期待に応えうる体制をつくる力があるだろうか〉」と自問し、これに、〈ないとは言えない〉と自答した上で、保健婦が自らの活動を振り返り〈与えるものではなくて村の人の力にたよってその仕事をすべき〉〈住民の側にたつ〉ことにより、〈その生きがい、出口を見出していこう〉とする動きがあることに、〈明るい未来のある〉と述べているのです。

6　協働知の提案

橋本の「地域保健活動」は、憲法に明示された「基本的人権」と「住民自治」の実現を目的とする公衆衛生の活動方法論でした。そして、当時の保健・医療・福祉技術の専門分化による分断を超えるために掲げた共通理念は、すべての人々の幸せ well-being を希求する「福祉の論理」でした。

当時、地域保健活動を推進していく機関として期待された保健所は、１９６０年代以降の経済成長優先の社会保障費抑制政策などにより、その機能を低下させてきました。以後、つぎつぎと打ち出された保健所再編構想は、保健所機能低下の原因への抜本的対策が講じられることはなく、形骸化の動きを止めることができず、今日に至っています。

橋本の「地域保健活動」の提示以降、市民の参加の下、基本的人権と地方自治の実現をめざす活動方法論は提示されてきておりません。その状況下で、3・11は起こったのです。

(1) 今、なぜ、協働知なのか?

3・11の被災地で求められた活動は、地域の特性に対応できる地域保健活動でした。本章では、保健師の萌芽以来の継承されてきた地域の特性に対応した保健活動を、橋本が復興期の実践に基づき体系化した「地域保健活動」としてきました。

当時、橋本は、地域保健活動の実践にあたり「人知人力の限りをつくして全人的な立場から個人の生命と健康を守る福祉の論理」を出発点として、保健・医療・福祉の分断を乗り越え、「地域保健活動」を協働して実践して行く必要性を指摘していました。このことは、現代社会の保健活動の実践にも適用されうるものと思います。

3・11の発災から9年目となりますが、まだ復興は道半ばにあります。現代社会の地域保健活動には、橋本の時代よりも、なお、幅広く、市民や多分野・多職種との戦略的な協働が求められます。

3・11以降確認できたことは、橋本の時代にあった保健所長に期待されたオーガナイズやリーダーシップが現実的ではなくなったということです。また、橋本の「地域保健活動」で実戦部隊として期待されてきた保健師も同様に危機的状況にあることです。地域保健法の施行以来、保健師は地域保健活動の実践を手放してきており、今や、「地域保健活動の失われた20年？」といってもよい状況にあるのです。

一方、保健所や保健師が危機的状況にある中で、地域福祉や介護保険領域においては、戦後、保健師が展開してきた地域保健活動をモデルとしたシステムづくりや地域づくりが実践されるようになりました。筆者は、地域包括ケアシステムや障害者の地域ケアシステム構築の担い手の養成研修の一端を担っています。その内容は、現在の保健師の基礎教育よりもずっと実践的です。その半面、保健師の基礎教育においては、地域を対象とする活動の展開を学ぶことができにくくなってきています。実習現場での保健師の地域保健活動の実践そのものが少なくなっていることが影響しているのです。地域保健活動が実践されていても、短い実習時間内に理解することは難しいのです。これらの状況を一刻も早く打破しないと地域保健活動を伝承する保健師がいなくなってしまうことが危惧されます。

これが、「なぜ、今、協働知」なのかに対する解答となります。筆者は、保健所・保健師の発展史の中で体系化されてきた「地域保健活動」を現代の地域社会の変化に適合できる活動方法論に再構築していくことが求められていると考えます。

筆者は、市民の価値観が多様化し、地域で活動する専門職が多様になっている中で、地域住民と専門職及び行政職員とが対等な関係で、「協働の組織化」する方法論の確立が必要と考えたのです。

(2) 協働知とは

先達の実践や理論等と筆者の実践活動を踏まえ、協働することを意識して地域保健活動を推進していくために活動の理念、目的、主体を明確にした活動の方法論です。

ここで提示する協働知は、筆者の13年前の博士論文[28]を土台とし、3・11での体験と本著での執筆者との議論などを経て再定義したものの一部です。

協働知の理念・目的・活動主体

協働知の基本的理念は、橋本の「地域保健活動」を継承し、基本的人権・住民自治・公共性の実現です。

基本的人権は、権利としての健康を認め、健康と暮らしを守る地域保健活動を実践につながる理念です。住民自治は、住民の意思と責任に基づき、住民参加の下で地域保健活動を実践につながる理念です。つまり住民主体の原則の根拠となります。公共性[29]は、協働の活動理念であり、住民と専門職と行政職員が対等な関係で地域保健活動を実践につながる理念です。

協働知の目的は、住民及び保健・医療・福祉の関係者が分断を超えて人々の幸せ(福祉)の実現のために、協働を組織化し地域の人々のニーズや地域の課題を解決していくことです。協働知の活動主体は、目的を共有し協働して地域保健活動をすることを意思決定した地域住民、専門職、行政職員、その他の関係者からなる協働者です。

協働知の展開

①協働スタート

協働知の展開は，ニーズや解決すべき課題を持つ人と、「協働者」との出会いが、協働の契機となります。協働のスタートには、ニーズや課題を持つ個人の存在が必要です。そして、この課題を他者が共感を持って受け入れ、自分自身の住む地域の課題として認識することが必要です。つまり、協働のスタートには、解決すべき問題が「開示」され、協働の必要性と協働の目的が関係者に共有され、協働することを働きかけ、協働することの意思決定がなされることが必要です。

協働することを最初に働きかける者を「協働の起点」とします。協働の起点には、ニーズや課題を「開示」した本人がなることが多いのですが、本人による開示が難しい場合は、代わりにアドボケイトしていく者が必要です。この役割は、家族や地域住民、保健師などがなりえます。「協働の起点」となる地域住民・市民は、まず、当事者の持つ問題に関心をもつことです。

②協働の実践者（協働者）の明確化

協働知では、活動主体は必ず複数となりますので総称して「協働者」と呼びます。協働がスタート時点で「協働の起点」なる者も、協働の意思決定がなされた時点から協働者の一員となります。

③活動の場（協働の実践の場）の形成

「協働者」は、課題を解決するという目的を達成するための戦略をもち、互いの相互作用を促進する協働の場、活動を活性化して協働者同士でエンパワメントできる「活動の場」をつくります。この場は、ミクロの問題をマクロの課題へ連動させる場ともなり、新たな協働をスタートさせ拡大させていく場ともなります。また、このような地域にできた「活動の場」は、ソーシャル・キャピタル醸成の場ともなり、サポーティブな地域をつくることや地域ケアシステムの形成の場ともなります。

④協働の組織化

「協働者」には、当事者や地域の課題と問題が深刻化しないうちにできるだけ早く出会うために、地域住民とつながり、ニーズをもつ人々がニーズを表明できない場合は、アドボケイトしていく「活動の場」をつくり、協働を組織化する役割が求められます。

この「協働の組織化」のプロセスにおいては、従来の活動と異なり、「支援する側 vs 支援される側」といった対応関係ではなく、「対等な関係」で協働の活動を展開します。そして、「協働者」は、個人、地域の課題の解決を地域住民から信託された者として公的責任を果たすために地域保健活動の実践者となります。

このような地域の課題を解決するという戦略をもち活動するプロセスを「協働の組織化」のプロセスと呼びます。「協働の組織化」を促進する役割を担う者を「協働の組織化」するコーディネーターと呼びます。このコーディネーターは、「協働の起点」ともなり協働を可視化する役割を果たします。

したがって、協働知のスタートに不可欠な条件は、「協働の起点」と「協働の組織化」するコーディネーターの存在と、具体的な協働の活動が実施され可視化できる「活動の場」の存在となります。「協働の起点」と「協働の組織化」するコーディネーターには、ニーズや解決すべき課題をもつ人及び行政職員や専門職などいずれの者もなりえます。このコーディネーターに求められる機能は、3・11で保健師に求められたコーディネーターの機能と一致します。

おわりに

本章のテーマは、3・11時の体験を踏まえ、地域の人々のニーズとマッチした住民主体の地域保健活動の在り方を探ってきました。その1つの方法として協働知を提案してきました。

3・11では、被災地が求める支援と外からの支援をスムーズにマッチングすることができず混乱した場面があちこちでみられました。被災地の支援者は、現地の地域の特性や資源、地域の課題を可視化できていず、外からの支援者が求めた「土地勘」に基づく調整機能が働かなかったのです。このような調整機能の不在は、平時に被災地側の受援力を構築しておくことの必要性を3・11の教訓として

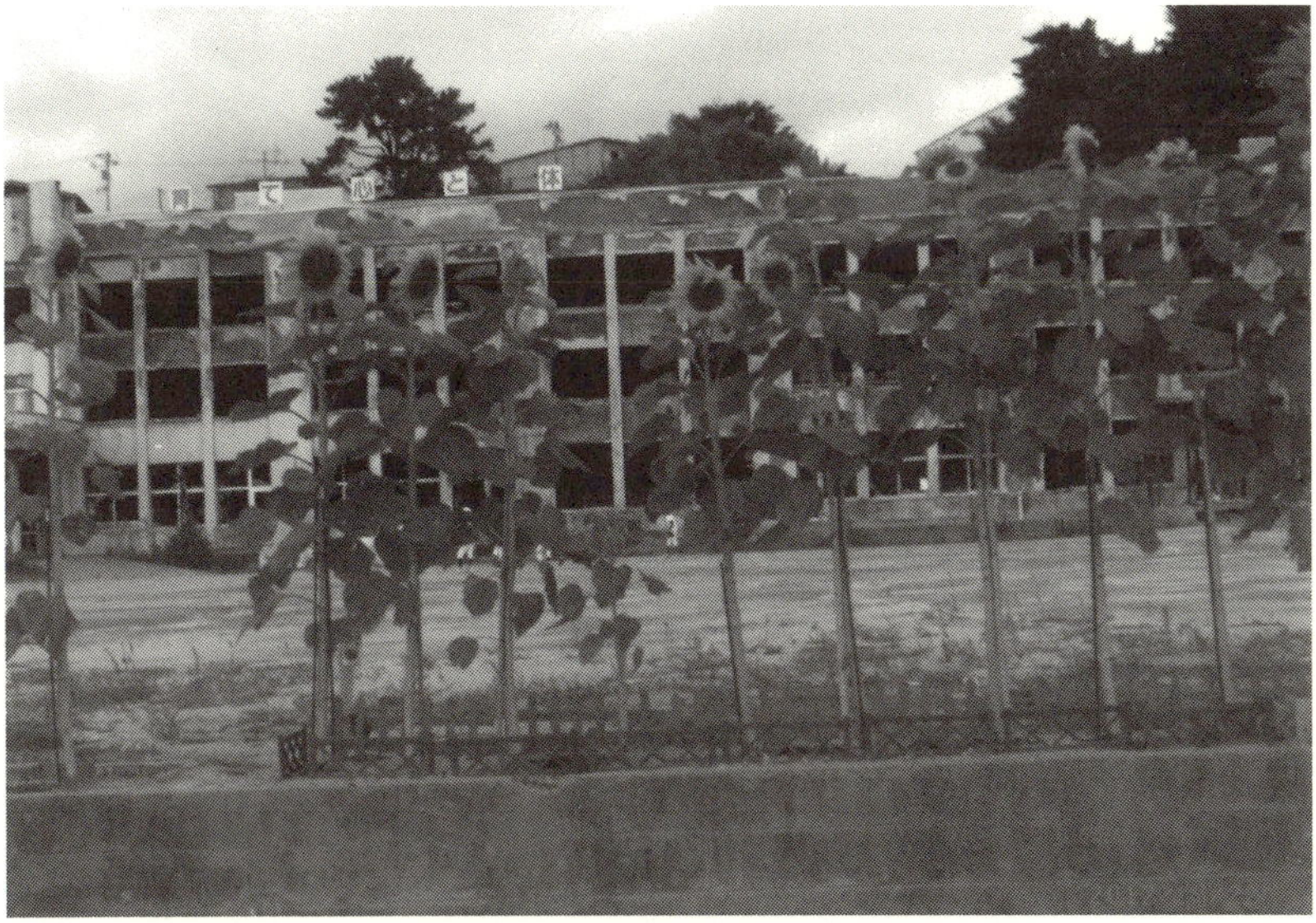

石巻市立門脇小学校　2012年

認識させました。

協働知は、橋本の「地域保健活動」の基本理念を継承し「協働の組織化」を中核とする活動方法論です。橋本以後の先輩保健師や他の領域の地域づくり活動を参考に、修正を加えてきたもので、決して、新しい理論ではありません。第3章で紹介した南三陸町での活動も協働知を応用したとりくみでした。災害後の地域の再生のために、個人同士、個人と組織、組織間の交流をひろげ「協働を組織化」し、生活質の向上と住民自治をめざす活動でした。協働知は、公衆衛生再生のための地域のミクロの問題をマクロの課題へ連動させる実践のプロセスであり戦略です。今後も、引き続き、実践活動を重ねながら、活用しやすいものとしていくことが必要です。

3・11から9年目となるこの時期に協働知を提

示したのは、私たちはつねに災害サイクルの中におかれていることを再認識することが必要と考えたからです。[30] ３・11で求められた地域保健活動は、災害サイクルの視点からみると、平時の災害時の備えとして日々の活動の中で地域力と受援力を高め、地域のセーフティネットをつくる活動でもあります。この活動こそ、住民と協働する地域保健活動そのものなのです。

以上から、大規模災害時代へ突入している現代社会に求められる地域保健活動を実践していくためには、災害時にも対応できる地域をつくるために、「協働者」との信頼関係を構築し、協働者同士が互いに学び合い、取り組むべき課題解決の協働の担い手として主体化していくプロセスと戦略をもつことが必要であるといえるのではないでしょうか。

注

1　大国美智子（１９７３）『保健婦の歴史』医学書院、１—15頁。
2　大国美智子（１９７３）『保健婦の歴史』医学書院、15—25頁。
3　名原壽子（２００６）「保健師ライセンスの背景　資格ができた歴史的経緯」『保健師ジャーナル』第62巻第６号、医学書院、４５６—４６１頁。
4　日野秀逸（１９９５）『保健活動の歩み　人間・社会・健康』医学書院、１９７—２０３頁。
5　名原壽子（２００９）「保健師60年のあゆみ」保健師助産師看護師法60年史編纂委員会編『保健師助産師看護師法60年史　看護行政のあゆみと看護の発展』日本看護協会出版会、１５５頁。

6　橋本正巳（1981）『公衆衛生現代史論』光生館、151—152頁。
7　橋本正巳（1981）『公衆衛生現代史論』光生館、223頁。
8　橋本正巳（1968）『地域保健活動　公衆衛生と行政学の立場から』医学書院、135—139頁。
9　橋本正巳（1968）『地域保健活動　公衆衛生と行政学の立場から』医学書院、135—139頁。
10　橋本正巳（1993）「保健婦活動への期待」厚生省健康政策局計画課監修『ふみしめて50年　保健婦活動の歴史』日本公衆衛生協会、391頁。
11　丸山創（1990）「公衆衛生と保健所再編」朝倉新太郎、野村拓、儀我総一郎、日野秀逸編『講座　日本の保健・医療　第3巻　地域と医療』労働旬報社、177頁。
12　山岸春江（1992）「保健師活動の歴史的展開」中澤正夫、山岸春江、菊池こう子編『公衆衛生実践シリーズ1　公衆衛生の心』医学書院、111頁。
13　自治体問題研究所編著（1974）「保健所職員の定員と現員」日本看護協会保健婦部会編『保健所再編成問題資料集』日本看護協会出版会、11—17頁。
14　小栗史朗（1978）「欧米保健所の歩み」保健所医師グループ編著『危機に立つ保健所再生への歴史的展望と実践理論』珠真書房、21—25頁。
15　寺田和子（1974）「地区分担から業務分担へのきりかえ」日本看護協会保健婦部会編『保健所再編成問題資料集』日本看護協会出版会、102—103頁。
16　日看協保健所問題懇談会基調報告検討会起草委員・花田みき、上村聖恵、木下安子（1974）「将来のために地域看護を考える　保健所問題懇談会基調報告に関連して」日本看護協会保健婦部会編『保健所再編成問題資料集』日本看護協会出版会、115—117頁。花田と上村は、1974（昭和49）年当時、青森県の花田ミキ、高知県の上村聖恵は、全国の保健師活動をけん引するリーダーであった。ともに大正期に生まれ、上村は、駐在保健婦制度を、花田は派遣婦保健婦制度を推進し、健康の地域格差是正のための地域保健活動の実践に貢献した。

木下は、近代看護師などの著述がある実践的な看護・保健研究・教育者である。

17　前田弘（１９７４）「破壊する保健所再編合理化 その本質と各県のたたかい」日本看護協会保健婦部会編『保健所再編成問題資料集』日本看護協会出版会、１０５―１０９頁。

18　丸山創（１９９０）「第5章　公衆衛生と保健所再編」朝倉新太郎、野村拓、儀我総一郎、日野秀逸編『講座日本の保健・医療　第3巻　地域と医療』労働旬報社、１８４頁。

19　市川礼子は、１９５７（昭和32）年宮城県公衆衛生看護学校卒業後、宮城県入職、１９９４（平成６）年に退職するまで、保健所での地域保健活動や公衆衛生看護学校での教育を精力的に行い、２０００（平成12）年～２００４（平成16）年まで山形県立保健医療大学で保健師教育を担当。２００８（平成20）年3月には、東北大学大学院情報科学研究科にて、博士論文「看護における地域看護の特性とその構造化に関する研究」をまとめている。

20　市川礼子（２０１６）「行政に在る保健師の活動機能論（その３）～看護師の所属と配置　宮城県の動向を中心に～」公衆衛生情報みやぎ編集委員会編『公衆衛生情報みやぎ』第４５６号、宮城県公衆衛生協会、１―5頁。

21　小栗史郎（１９７８）「欧米の保健所の歩み」保健所医師グループ編著『危機に立つ保健所　再生への歴史的展望と実践理論』珠真書房、30頁。

22　日本看護協会保健婦部会宮城県支部編（１９７７）『宮城の保健婦』日本看護協会保健婦部会宮城県支部、２３８―２３９頁

23　日本看護協会保健婦部会著（１９７４）「宮城県の保健所機構改革」日本看護協会保健婦部会編『保健所再編成問題資料集』日本看護協会出版部、１２３―１２６頁。

24　東北大学大学院医学研究科地域ケアシステム看護学分野編（２０１３）『平成24年度３・11　宮城県災害時保健活動の連携検証事業報告書　東日本大震災時の体験を、今に、未来につなぐ』東北大学大学院医学研究科地域ケアシステム看護学分野、51―55頁。プロジェクトリーダー・末永カツ子。

25　保健福祉総務課編（２０１３）『宮城県災害時公衆衛生活動ガイドライン』宮城県。http://www.pref.miyagi.jp/uploaded/attachment/209784.pdf。

26　市川礼子（２００８・３―東北大学大学院情報科学研究科に提出）「看護における地域看護の特性とその構造化に関する研究」（博士論文）。

27　川上武（１９６８）『医学と社会　科学的精神とヒューマニズム』勁草書房、１２３―１４６頁。

28　末永カツ子（２００６）「地域保健福祉活動の主体と方法に関するコミュニティ心理学的研究」東北大学大学院教育学研究科研究年報編集委員会編『東北大学大学院教育学研究科研究年報』第55集第１号、東北大学大学院教育学研究科、２９５―３９５頁。

29　末永カツ子（２０１０）「公共性」井伊久美子、平野かよ子編著『ＴＡＣＳシリーズ10　実践　地域看護学』建帛社、61―65頁。「公共性とは、個人では、対応することができない課題を、社会が解決するための活動やしくみの根幹となる理念や原理である。また、さまざまな人々が互いの利害を調整し合意形成を図り、共に課題を解決していくために協働するプロセスである」

30　末永カツ子（２０１８）「東日本大震災後の中長期視点での災害時保健活動の再考」『保健師ジャーナル』第74巻第３号、医学書院、１７６―１８２頁。

あとがき

（1）被災地での民間病院医師の思い

２０１１年３・11の東日本大震災は、市町村の境、県境を越える大災害でした。

私の勤める病院は塩竈市にある民間病院です。地域では地域中核病院、臨床研修指定病院、地域災害拠点病院であるだけに、震災当初は、押し寄せる負傷者や避難者でごった返しました。

電気、水道、市ガスはストップ。当初当院は自家発電、井戸水で対応しましたが、テレビを見ている暇もなく、地域が、県がどのように被災しているか分からず数日間過ごしていました。

診療圏全体の情報がどこからも寄せられない。そこで、診療圏２市３町の災害対策本部（役場）、保健所、医師会、薬剤師会、主な病院を訪問し、震災４日目に関係者の連絡会議を私の病院で開きました。この場で初めて診療圏全体の状況、避難所のありか、医療機関の被災、各役場での対応状況などが把握できました。

避難所を回る保健師の情報が貴重でした。連絡会議は、週１回、８週間行われ、医療機関間の連携、避難所での公衆衛生対策、市内クリニックの復旧状況情報を避難所に伝えるなど地域公衆衛生・地域医療の復旧に貢献しました。

しかし、この動きの中で保健師の活躍は目を見張るものがあるにもかかわらず、地域の保健所は被災したとはいえ、保健所の影が極めて薄いことを感じました。この経験から私は、宮城県沿岸被災地の避難所を巡り、保健師と対話を重ね、「津波被災地保健師１００人の声」をまとめる企画を立てました。

私の病院は、地域では中核病院であり、県内でも最も早く訪問看護に取り組み、地区ごとの健康懇談会を活発に行うなど、広く地域を視野に入れた活動をしてきたつもりでしたが、震災を経験し、公衆衛生―とりわけ保健師や保健所の役割を再認識し、同時に、公衆衛生の現状に強い危機感を持つに至りました。そのため、その後も次々と発生する日本列島の災害を迎え撃つために、今、日本の地域公衆衛生を見直す必要があると感じ、本書を企画しました。

（2）地域公衆衛生での保健師活動に対する再認識―私のメモ

①ある町（総合支所）では、上司が「保健師は保健師でなければできないことをやればよい。トイレの掃除などやらなくてよい」とし、夜は山上の温泉宿に泊まり、役割を全うできたと生き生きと語る若い保健師がいれば、隣町（隣の総合支所）では、「避難所から一歩も出るな」と上司に言われ、1カ月間も家族の安否も分からず気が狂いそうになったとその苦渋を語った保健師もいました。地域の中で暮らす「公務員」としての〝身を賭した〟活動がさまざまあっただけに、総括的に教訓をまとめることが大事です。

②わが国で初めて成功した体外受精による妊娠、出産が東北大学で行われた際、出産した女性が住む町で、町長からその女性が誰かを尋ねられた保健師は、氏名を明らかにすることを断固拒否し、町民の個人情報の守秘、基本的人権を守り抜きました。保健師の〝矜持〟を見ました。

③宮城県は昭和40年代には保健師の家庭訪問活動件数が全国トップで「宮城県方式」と称賛された時期もありましたが、一方で、若手保健所長のグループから「中央追随宮城県」と批判されたこともありました。[1]

④福島原発破綻以前に、石巻保健所では宮城県女川原発対応策を作成していたことも示されました。

⑤大震災は、従来からの公衆衛生・保健師活動の問題性を根底から問いかけることになりました。よって3・11での関連事象を保健師の歴史から問い直すことが求められ、戦後のわが国の公衆衛生の概括を論じ、宮城県の先達保健師、市川礼子の理論から発した〝ゆらぎ〟を抽出し、課題の発展を試みています。

　本書の執筆を閉じるにあたり、2点を追加したい。1点は、近年の乳幼児虐待の事態に対して地域保健師への期待が高まっていることです。「鍵は保健師」の見出しで中板育美教授（武蔵大）が「虐待を発見できる立場に保健師がある」[2]ことを強調しており、このことは、本書で強調している「地区担当制」の役割を再評価すべきことを示唆しています。もう1点は近年の優生保護法に関した強制手術の回数が、宮城県は突出しており、47都道府県の中で2番目に多かったことに、地域公衆衛生・保健師はどのような関りがあったかについて考察することを今後の課題として記しておきます。

本書は1年8カ月にわたる論議のまとめですが、事務局を担いつつ時に論点整理をしてくれた辻順子さん（坂総合病院元薬局長）、東北地方医療・福祉総合研究所（多賀城市）の助成を受けて完成に至りました。心より感謝申し上げます。

坂総合病院名誉院長・東北地方医療福祉総合研究所理事長
村口至

注

1　保健所医師グループ編著（1978）『危機に立つ保健所　再生への歴史的展望と実践理論』珠真書房。
2　札幌・2歳女児衰弱死『河北新報』2019年7月11日、夕刊。

編著者

村口　至（むらぐち　いたる）　坂総合病院名誉院長
東北地方医療福祉総合研究所理事長

末永カツ子（すえなが　かつこ）　福島県立医科大学教授
東北大学名誉教授
元仙台市保健師

著者

伊藤慶子（いとう　けいこ）　元石巻市保健師

臼井玲子（うすい　れいこ）　元宮城県石巻保健所保健師

佐藤幸子（さとう　ゆきこ）　元登米市役所保健師

3・11大震災と公衆衛生の再生
—宮城県の保健師のとりくみ—

2019年7月31日　初版第1刷発行

編著者　村口　至　末永カツ子
発行者　長平　弘
発行所　株式会社　自治体研究社
〒162-8512 東京都新宿区矢来町123　矢来ビル4F
TEL：03-3235-5941／FAX：03-3235-5933
https://www.jichiken.jp/
E-mail：info@jichiken.jp

ISBN978-4-88037-699-8 C0036

印刷所・製本所：中央精版印刷株式会社

自治体研究社

医療保険「一部負担」の根拠を追う
厚生労働白書では何が語られたのか
芝田英昭著　定価（本体 1800 円+税）

患者の一部負担は、時々の経済情勢、財政的制約から導き出されたものであり、決して人権思想が反映された結果とは言えなかった――。『厚生労働白書』を論究。

だれのための保育制度改革
無償化・待機児童解消の真実
中山　徹著　定価（本体 1300 円+税）

保育制度改革が目指しているのは、市町村の役割縮小、保育の産業化、女性の就業率引き上げ、消費税による財源確保の四つ。幼児不在の「改革」改善を提唱する。

新版 基礎から学ぶ社会保障
芝田英昭・鶴田禎人・村田隆史編　定価（本体 2500 円+税）

医療保険、年金保険、介護保険、労働（雇用・労災）保険、障害者福祉、子ども家庭福祉、生活保護など、社会保障の基礎を解説、併せて米国など諸外国の現状を紹介。

生活保護法成立過程の研究
村田隆史著　定価（本体 2700 円＋税）

1945 年～ 1950 年の生活保護法の成立過程を社会保障の観点から分析した歴史研究。「人権としての社会保障」を実現するための基本原理とは何かを明らかにする。

Dr. 本田の社会保障切り捨て日本への処方せん
本田　宏著　定価（本体 1100 円+税）

日本の医療、社会保障はどうなってしまったのか。外科医として医療の最前線に立ち続けてきた著者が、医療・社会保障崩壊の実態を体験とデータに基づいて究明。

社会保障改革のゆくえを読む
生活保護、保育、医療・介護、年金、障害者福祉
伊藤周平著　定価（本体 2200 円+税）

社会保障費の徹底した削減、抑制が進められている。なし崩し的に削減される社会保障の現状に警鐘を鳴らし、暮らしに直結した課題に応える。［現代自治選書］